Cholesterol, fat and salt myths dispelled

-

Payane Afsane Cholesterol,Charbi va Namak

by

Angeh Aslanian

به نام خدا

تقدیم به ....

هیچ هدیه‌ای با ارزش‌تر از سلامتی نیست ...

از طرف ....

تاریخ: ....

پایان افسانه‌ی کلسترول، چربی و نمک

(پایان افسانه کالری‌ها ۲)

جلد دوم از مجموعه کتاب‌های دنباله‌دار

«پایان افسانه کالری‌ها، دیگر زمین صاف نیست»

نویسنده: عانگع اصلانیان

سرشناسه	: اصلانیان، عانگع، ۱۳۶۸ -
عنوان و نام پدیدآور	: پایان افسانه کلسترول، چربی و نمک / نویسنده عانگع اصلانیان.
مشخصات نشر	: تهران: برقعی، ۱۳۹۵.
مشخصات ظاهری	: ۱۹۲ ص : مصور بخشی رنگی ۱٤/٥ × ۲۱/٥ سم.
شابک	: ۳۵۰۰۰۰ ریال 978-600-7531-10-5
وضعیت فهرست نویسی	: فیپا
موضوع	: رژیم لاغری / رژیم غذایی کم کالری / رژیم درمانی / کلسترول
موضوع	: بیماری عروقی
رده بندی کنگره	: ۱۳۹۵ ۲پ۶الف/RM۲۳۷/۷
رده بندی دیویی	: ٦۱۳/۲۸٤
شماره کتابشناسی ملی	: ٤۳۳۱٤۷۵

■ **ناشر:** انتشارات برقعی

■ **عنوان کتاب:** پایان افسانه‌ی کلسترول، چربی و نمک

■ **تالیف:** عانگع اصلانیان

■ **ویراستار:** الیسا اصلانیان

■ **صفحه آرایی و طراحی جلد:** زهرا احمدی

■ **نوبت چاپ:** مهر ۱۳۹۵، اول

■ **تیراژ:** ۲۰۰۰ نسخه

■ **شابک:** ۵- ۱۰ -۷۵۳۱ -۶۰۰ -۹۷۸   ISBN: 978-600-7531-10-5

■ **قیمت:** ۳۵۰۰۰ تومان

■ **پایگاه اینترنتی و ایمیل:** www.madresefitness.ir

■ team@madresefitness.ir

فهرست مطالب

فصل اول: دیوانه‌ها هرگز به سلامتی دست نخواهند یافت

فصل دوم: شروع یک افسانه

فصل سوم: بزرگ‌ترین تحقیق تاریخ درزمینه‌ی چربی و بیماری قلبی

می‌کنند/ چند فرا تحقیق / تحقیقاتی که تبلیغ می‌شوند / کشف قوهای مشکی‌تر / مونیکا/ روغن هویج باعث جلوگیری از دیابت می‌شود / تحقیقات پس از تبلیغات بی‌ارزش هست / بزرگترین تحقیق درزمینه‌ی تاثیر کاهش چربی

فصل چهارم : موادغذایی غنی از کلسترول بخورید

دکتر پینوکیو و افسانه تخم‌مرغ /پیرترین زن دنیا / چربی‌های گیاهی بدون کلسترول / کلسترول عالی است / بدون کلسترول زندگی وجود ندارد / کلسترول خوراکی و کلسترول خون / رسوب کلسترول و بیماری قلبی !!! / دلیل واقعی بیماری قلبی عروقی چیست؟ / شهادت کلسترول‌های بد / اگر تعداد جرائم زیاد شده کمتر با پلیس تماس بگیرید

فصل پنجم: التهاب

معمای اول: دیابت و بیماری عروقی/ معمای دوم: وزن کم کنید تا ریسک بیماری عروقی کم شود / معمای سوم: رسوب یا آبسه / التهاب عروق / کاشی‌کاری دیواره رگ‌ها / معمای چهارم: ریسک بیماری قلبی در سیگاری‌ها و افراد پراسترس / معمای پنجم: بیماری عروقی و جانبازان / تشخیص التهاب

فصل ششم: چربی‌ها و روغن‌ها

مقدار چربی در یک رژیم سالم / چربی و تری‌گلیسیرید / چربی خون / اسیدچرب ضروری / امگا ۳ / اشباع شدگی / چربی‌های هیدروژنه (گیاهی جامد) و نیمه هیدروژنه / چربی‌های ترانس / نسل بعدی روغن‌ها / روغن‌های تراریخته

فصل هفتم: کلسترول خوب! کلسترول بد!

معمای پنجم: رگ‌های کوچک یا عروق / کلسترولی در خون وجود ندارد / کلسترول بد LDL / کلسترول خوب HDL / لیپوپروتئین‌های VLDL / اندازه گیری یا تخمین / انواع حامل‌های LDL / نتیجه یک بازی فوتبال

فصل هشتم: چربی‌خون و HDL

فصل نهم: سالم‌خوری

فصل دهم: چوپان گوسفندخوار

فصل یازدهم: کمبود کلسترول

فصل دوازدهم: ۱۲ دلیل افزایش کلسترول

مقدمه

گری کارمند عادی یک شرکت کوچک است و مسیر طولانی‌ای را از محل کار تا خانه باید طی کند. روزی او به خاطر کارهای اضافه بسیار دیر به ایستگاه اتوبوس رسید. او بسیار خسته بود و مجبور بود بیست دقیقه برای اتوبوس بعدی منتظر بماند. یک اتوبوس دو طبقه آمد. گری وقتی دید در طبقه دوم کسی نیست بسیار خوشحال شد و گفت: «آه، می توانم دراز بکشم و کمی بخوابم.»

او سوار اتوبوس شد و در حالی که به طبقه دوم می‌رفت، پیرمردی که کنار در اتوبوس نشسته بود به او گفت: «بالا نرو، بسیار خطرناک است.»

گری ایستاد. از قیافه جدی پیرمرد دریافت که او دروغ نمی‌گوید. نیمه‌شب بود و حتماً پیرمرد چیز خطرناکی دیده بود. گری قبول کرد و در انتهای اتوبوس جایی پیدا کرد و نشست. با این که جایش کمی ناراحت بود اما اینطور خودش را توجیه کرد که امنیت از هر چیزی مهم‌تر است. او روز بعد هم دیر به خانه برمی‌گشت و سوار همان اتوبوس شد و از این که پیرمرد دیشبی همان جا نشسته بود متعجب شد. پیرمرد با دیدن او گفت: «پسرم بالا نرو، بسیار خطرناک است.»

گری از پایین پله‌ها به بالا نگاه کرد، تاریک و مخوف به نظر می‌رسید. دوباره در انتهای اتوبوس جایی پیدا کرد و نشست. شب‌های بعدی هم که گری دیر به ایستگاه می‌رسید دیگر خودش به انتهای اتوبوس می‌رفت.

یک شب پسری سوار اتوبوس شد و داشت به طبقه دوم می‌رفت که پیرمرد به او گفت: «پسرم بالا نرو، خطرناک است.»

پسر پرسید: «چرا؟»

پیرمرد گفت: «مگر نمی‌بینی؟ طبقه دوم راننده ندارد!»

پسر در حالی که بلند بلند قهقهه می‌زد به طبقه بالا رفت.

این کتاب به پاسخ «چرا؟»هایی می‌پردازد که بهتر بود سال‌های سال پیش می‌پرسیدیم.

در این کتاب قرار است که به پاسخ سوالاتی بپردازیم که همه فکر می‌کردیم جوابشان را می‌دانیم درحالی‌که با پیروی از آن‌ها مدام وضع سلامت‌مان بدتر و بدتر می‌شود و چاق‌تر و چاق‌تر می‌شویم.

قرار است چند ساعتی فراموش کنیم که اکثر دکترها و رسانه‌ها چی به ما گفته‌اند و می‌گویند و یا باورهای گذشته‌مان در مورد چربی و کلسترول و بیماری‌های مرتبط با چربی چیست. در عوض بدون هیچ پیش‌فرضی، سری می‌زنیم به مقالات علمی تا ببینیم واقعاً علم، مقالات و تحقیقات امروزی چه می‌گویند.

خواهیم دید چرا باورهایی که تا چند سال پیش در مورد چربی‌ها داشتیم کاملاً اشتباه هستند و حتی کاملاً برعکس مسیر رسیدن به سلامت نیز هستند.

این کتاب به‌درد همه نمی‌خورد، فقط برای کسانی ضروری است که به سلامت‌شان اهمیت می‌دهند و می‌فهمند که اگر نمی‌خواهند مثل بقیه افراد به بیماری‌های مزمن رایج مبتلا شوند، باید متفاوت‌تر عمل کنند.

قبل از شروع کتاب جا دارد از تیم تحقیقاتی «مدرسه فیتنس» و مخصوصاً خانم نرگس قسیسین و خانم زهرا احمدی که در گردآوری آمار و ایده‌ها کمک بسیاری کردند تشکر کنم و همچنین از خانم الیسا اصلانیان و دکتر آلیس ابراهیمی تشکر کنم که در روان و قابل فهم کردن محتوای این کتاب کمک کردند.

نکات ارائه‌شده در این کتاب بر اساس علم روز تا سال ۲۰۱۶ است و برخی نکات کتاب مغایر با نظر برخی از متخصصان یا به‌اصطلاح متخصصان است. این کتاب برای کمک به شما برای درک نحوه کارکرد بدن است. برای هر نوع تغییر اساسی در زندگی، استفاده از دارو یا کنار گذاشتن دارو، با دکتر خود مشورت کنید.

عانگع اصلانیان

ارتباط با نویسنده از طریق: www.madresefitness.ir

«ذهن مانند چتر نجات است، فقط زمانی شما را نجات خواهد داد که باز باشد.»

--- فرانک زاپا

دیوانه‌ها هرگز به سلامتی دست نخواهند یافت

معبد و گربه

در گذشته‌های دور در معبدی، گربه‌ای وجود داشت که هنگام مراقبه مزاحم تمرکز راهب‌ها می‌شد. بنابراین استاد بزرگ آن معبد دستور داد تا در اوقات مراقبه، یک نفر گربه را به انتهای باغ ببرد و به درختی ببندند. این روال سال‌ها ادامه پیدا کرد. سال‌ها بعد استاد بزرگ درگذشت و یکی از شاگردانش به‌جای او استاد شد و همچنان عادت بستن گربه به درخت ادامه پیدا کرد. گربه هم مُرد و راهبان گربه‌ای شبیه گربه قبلی پیدا کردند و به معبد آوردند تا آن را هنگام مراقبه به درخت ببندند. سال‌ها بعد استاد بزرگ دیگری، کتابی درباره‌ی اهمیت بستن گربه به درخت در هنگام مراقبه نوشت و در آن از تفاوت نژاد و سن گربه‌ای که به درخت بسته می‌شود و اثرات آن روی کیفیت مراقبه صحبت کرد.

بسیاری از باورهای رایج در بین مردم نیز درست مثل این داستان رشد کرده و جا افتاده‌اند، حتی گاهی باورهایی که بسیار علمی فرض می‌شوند. یکی از این باورها، افسانه‌ی ترس از کلسترول و چربی‌ها، به‌خصوص چربی‌های حیوانی است که بدون هیچ پایه و اساس علمی، وارد علم شده و نسل به نسل در بین دکترها به‌عنوان «وحی علمی» مورد قبول واقع شده است. افسانه‌ی ترس از کلسترول و چربی نمونه‌ای واقعی از داستان «بستن گربه به درخت» است.

در این کتاب در مورد کلسترول و چربی، کلسترول خون و چربی خون، انواع چربی‌ها و بیماری‌های قلبی عروقی، فشارخون، طبقه‌بندی چربی‌های مفید و مضر، معیارهایی که در یک آزمایش خون باید موردتوجه قرار گیرند، نحوه ارزیابی سلامت و بسیاری از نکات دیگر، بحثی تمام‌عیار خواهیم داشت. همچنین در مورد نحوه‌ی تولید «علم‌های دروغی» توسط «دکتر پینوکیو»ها صحبت خواهیم کرد.

«باید توی مغز طرز فکر ریخت نه اطلاعات. اطلاعات توی گوگل هم هست.» این کتاب را با این دید می‌نویسم که «طرزفکرتان» را در مورد بدن و معیارهای یک سبک زندگی سالم از پایه تغییر دهم. نه اینکه صرفاً اطلاعات عمومی‌تان افزایش پیدا کند. این کتاب بیشتر برای کسانی است که به فکر کردن علاقه دارند.

تحقیقی روی هشت میلیون ساکن تهران

فرض کنید در روزنامه، خبری می‌خوانید با این مضمون که: «در تحقیقی بسیار استاندارد که در سال ۱۳۹۵ بر روی هشت میلیون نفر از ساکنان شهر تهران انجام شد، مشخص شد افرادی که چربی و کلسترول بسیار کمی می‌خورند، سالم‌تر از افرادی هستند که کلسترول و چربی بسیار زیادی می‌خورند. بنابراین سعی کنید برای داشتن یک سبک زندگی سالم از یک رژیم کم‌چربی و کم‌کلسترول پیروی کنید.»

آیا خبر بالا را به‌عنوان یک «حقیقت علمی» قبول می‌کنید یا آن را به‌عنوان «زباله‌ای علمی» طبقه‌بندی می‌کنید؟ به نظرتان در خبر و تحلیل بالا چه اشکال علمی‌ای وجود دارد؟ در این کتاب یاد خواهید گرفت که چرا و چطور برخی تحقیقات و خبرهای به‌ظاهر علمی، اشتباهات محض هستند و چطور تشخیص‌شان دهید.

سه دسته آدم

افراد به‌طور کلی سه دسته هستند:

دسته اول: افرادی که قدرت فکری زیادی ندارند، هرچقدر هم چیزی را برایشان توضیح بدهید باز خودشان نمی‌توانند هیچ استدلالی انجام دهند و «تابع محض» هستند. هرچه از هر جا بشنوند را «وحی علمی» فرض می‌کنند. باورها و اطلاعات علمی‌شان را در بهترین حالت از «شبکه‌های اجتماعی» و «اخبار سیاسی» و «ویکی‌پدیا» به دست می‌آورند. همیشه تابع نظریات دیگران هستند. این افراد سلامت و سرنوشت‌شان را به دست دیگران می‌سپارند، چون ظاهراً خودشان نمی‌توانند تحقیق کنند و یاد بگیرند، همیشه به آن‌ها یاد داده می‌شود.

دسته سوم افراد باهوشی هستند که می‌توانند مشاهده کنند، فکر و استدلال کنند و سپس تصمیم بگیرند که چیزی را قبول یا رد کنند. این افراد منتظر نمی‌نشینند تا بقیه به آن‌ها یاد دهند، خودشان سؤال می‌پرسند و به دنبال پاسخ درست می‌گردند. اگر این کتاب را در دست دارید و خودتان برای کسب دانش حقیقی در مورد سلامت‌تان دست‌به‌کار شده‌اید، تبریک می‌گویم، چرا که جز این دسته افراد هستید.

افراد باهوش می‌دانند که روغن‌های گیاهی استخراج‌شده از سویا، ذرت و غیره فقط ۷۰-۶۰ سال است که به تغذیه بشر اضافه‌شده‌اند. این افراد باهوش همچنین می‌دانند که قبل از اینکه بشر به فنّاوری استخراج شیمیایی روغن مایع و روغن گیاهی دست پیدا کند، همواره از روغن‌های حیوانی، دنبه، پیه و کره حیوانی برای خوراک و پخت‌وپز استفاده می‌شده است. افراد باهوش می‌دانند اگر به آن‌ها یک کیلو ذرت و ۱۰۰ روز زمان داده شود، هرگز نمی‌توانند به‌صورت طبیعی از ذرت روغن بگیرند، مگر اینکه عملیات شیمیایی پیچیده‌ای را انجام دهند. افراد باهوش می‌دانند که دقیقاً در همین ۵۰-۶۰ سال گذشته است که انواع بیماری‌ها و مخصوصاً بیماری‌های قلبی-عروقی و سرطان، دیابت، کبد چرب، آلزایمر، رشد سرسام‌آوری کرده‌است. افراد باهوش می‌دانند که در گذشته زمانی که مردم از روغن‌های حیوانی و دنبه استفاده می‌کردند، بیماری‌های قلبی عروقی و سرطان، بیماری‌های بسیار نادری بودند. افراد باهوش می‌دانند که بیماری عروقی در بین قبیله‌های گوشت‌خوار و مردم مناطق سردسیر که چربی‌های مصرفی‌شان از نوع چربی‌های اشباع‌شده

است، تقریباً صفر است. افراد باهوش می‌توانند بفهمند که وقتی بیماری‌های مزمن روزبه‌روز بیشتر می‌شود، لابد یک مشکلی در توصیه‌ها و باورهای رایج وجود دارد و باید آن‌ها را از اول مورد بررسی قرار داد. افراد باهوش دقیقاً همین الان که این کتاب را می‌خوانند، در مورد خط به خط این نکات بالا فکر می‌کنند تا ببینند درست است یا نه و هیچ چیزی را چشم‌بسته قبول نمی‌کنند.

افراد دسته دوم هم واقعاً هیچ تفاوتی با افراد دسته اول ندارند، اما چون تعدادشان زیاد بود و در یک دسته جا نمی‌شدند، به دو دسته تقسیمشان کردم.

ترس از لباس سفید

اما تجربه نشان داده است که حتی باهوش‌ترین افراد نیز گاهی تمام دانسته‌های خودشان را انکار می‌کنند و فراموش می‌کنند که می‌توانند یاد بگیرند و استدلال کنند. مخصوصاً هنگامی‌که یک نفر با لباس سفید با لقب دکتر، توصیه‌ای به آن‌ها می‌کند که مغایر با منطق و مشاهدات‌شان است. گاهی این افراد باهوش می‌ترسند، حتی در ذهن‌شان حرف روی حرف کسی بیاورند که لقب دکتر را یدک می‌کشد و در این موارد، دقیقاً مانند افراد دسته اول رفتار می‌کنند و هر توصیه‌ای را چشم‌بسته قبول می‌کنند و سلامتشان را چشم‌بسته به دست بقیه می‌سپارند.

به‌عنوان‌مثال افراد باهوش وقتی‌که از «دکتر اُز» در معروف‌ترین شوی تلویزیونی آمریکا می‌شنوند که «از چربی‌های اشباع‌شده بپرهیزید، چون چربی‌های اشباع‌شده، چربی حیوانی، کره حیوانی، در دمای اتاق جامد هستند، بنابراین وقتی این چربی‌های جامد را وارد رگ‌هایتان می‌کنید، آنجا رسوب می‌کنند و باعث بیماری عروقی می‌شوند. در عوض از روغن‌های مایع گیاهی استفاده کنید» بدون لحظه‌ای استدلال، دقیقاً مانند افراد دسته اول رفتار می‌کنند و حرفش را باور می‌کنند.

آن‌ها فراموش می‌کنند که قرن‌ها وقتی بیماری‌های عروقی بسیار اندک بود، دقیقاً همان دورانی بود که مردم چربی غذاها را از چربی‌های حیوانی تأمین می‌کردند. وقتی کسی با لقب دکتر در یکی از رسانه‌ها به این افراد باهوش توصیه‌ای می‌کند، بسیاری از همین افراد باهوش پا روی قرن‌ها حکمت بشری می‌گذارند و تسلیم استدلال‌ها و توصیه‌های غیرعلمی برخی «دکترهای رسانه‌ای» می‌شوند.

دکتر اُز: به‌جای میوه بستنی بخورید

چون نمی‌خواستم جز افراد دسته اولِ باشم، تصمیم گرفتم استدلال «دکتر اُز» را شخصاً آزمایش کنم. دمای اتاق معمولاً حدود ۲۵ درجه است، و دمای درونی بدنم حدود ۳۷ درجه است. مقداری کره که چربی‌اشباع‌شده است را در هوای ۳۵ درجه قرار دادم، بعد از مدتی که به آن سر زدم کره کاملاً آب شده بود. نمی‌دانم «دکتر oz» از چه سیستم خنک‌کننده‌ای برای خنک نگه‌داشتن دمای درون رگ‌هایش استفاده می‌کند که چربی در بدنش جامد می‌شود! بعید نیست که برای درست کردن یخ، آب را از یخچال خارج می‌کند و در دمای گرم‌تری قرار می‌دهد تا منجمد شود!!!

به‌هرحال ازآنجایی‌که دوست ندارم رگ‌هایم گرفته شود، سعی کردم به توصیه «دکتر oz» گوش دهم و از موادی که در دمای ۳۷ درجه جامد هستند پرهیز کنم و دیگر نخورم. یعنی چیزهایی مثل: موز، سیب، خرما، تخمه، آجیل، چون این‌ها با استدلال «دکتر اوز» برای بدن خطرناک هستند. در عوض آزمایش کردم و فهمیدم بستنی شکلاتی و نوشابه یکی از سالم‌ترین خوراکی‌ها هستند، چون در دمای ۳۷ درجه به‌سرعت ذوب می‌شوند و در رگ‌هایم گیر نخواهند کرد. گاهی برخی توصیه‌ها و استدلال‌ها نه‌تنها درست نیستند، بیشتر به درد کمدی می‌خورند تا حفظ سلامت.

تنها نتیجه‌ی منطقی که از حرف‌های «دکتر اُز» می‌توان گرفت، این است که هرگز هیچ خوراکی جامدی را مستقیم وارد رگ‌هایتان نکنید، مخصوصاً اگر در دمای اتاق باشد. (اول خوراکی‌ها را بخورید، تا هضم شوند و بعد وارد رگ‌ها شوند). ممنون از دکتر اُز به خاطر این یادآوری ارزشمند !!! شاید هم این دکتر، اصطلاح «غذا به رگ بزنیم» رو زیادی جدی برداشت کرده است. ولی نکته تاسف‌آمیز این است که بسیاری از مردم سلامت خود را بر پایه‌ی توصیه‌های اشتباه دکترهای این‌چنینی بنانهاده‌اند و حرفشان را به‌عنوان «وحی علمی» می‌پذیرند و تعصب عجیبی هم برای حفظ باورشان دارند.

هرچند کم نیستند افرادی که، سیستم عجیب و غریب و پیچیده بدن را با یک دستگاه ساده که هرچه بخورند مستقیم وارد خونشان می‌شود اشتباه می‌گیرند. «چربی نخورید تا چربی خون‌تان بالا نرود و یا کبدتان چرب نشود و کلسترول نخورید تا کلسترول‌تان بالا نرود از رایج‌ترین باورهای این مدلی هستند.»

هرچند این استدلال مضحک «دکتر اُز» مربوط به سال ۲۰۱۰ است و مدتی قبل او در شوی تلویزیونی‌اش اذعان کرد که برای کاهش بیماری‌های عروقی لازم است برخلاف تصور گذشته، از یک رژیم غنی از چربی‌های اشباع‌شده حیوانی پیروی کنیم و رژیم‌های پرچرب و کتوژنیک را توصیه کرد. حتی دکترهایی که روزگاری با استدلال‌های مضحک سعی در تبلیغ «چربی هراسی» داشتند، این روزها بالاخره مجبورند مسیرشان را تغییر دهند. اما متأسفانه هنوز خیلی از دکترها مسیرشان را تغییر نداده‌اند. پس وظیفه‌ی خودتان است که زودتر از آنها به فکر سلامت‌تان باشید.

مردم درست عمل کرده‌اند، اما توصیه اشتباه است

اولین قدم در این کتاب این است که نشان دهم در ۵۰ سال گذشته به باورهایی در مورد چربی رسیده‌ایم که همگی مبتنی بر «علم کاذب» و «زباله‌های علمی تولیدشده توسط شرکت‌های تجاری» بوده‌اند و نتیجه‌ای که این باورها برایمان در پی‌داشته است، چند ده برابر شدن انواع بیماری‌های مزمن است.

در این کتاب قرار است چند ساعتی فراموش کنیم که اکثر دکترها و رسانه‌ها چه به ما گفته‌اند و می‌گویند و باورهای گذشته‌مان در مورد چربی و کلسترول چیست. در عوض مانند افراد باهوش دسته سوم، هوشمندانه و بدون هیچ پیش‌فرضی، سری می‌زنیم به مقالات علمی تا ببینیم واقعاً علم، مقالات و تحقیقات امروزی چه می‌گویند. خواهیم دید چرا باورهایی که تا چند سال پیش در مورد چربی‌ها داشتیم کاملاً اشتباه، و حتی کاملاً برعکس مسیر رسیدن به سلامت نیز هستند.

امروزه اکثر مواد غذایی موجود در مغازه‌ها و تبلیغات، بسیار کم‌کالری‌تر از ۱۰ سال قبل شده‌اند. مثل نوشیدنی‌های صفر کالری. همچنین اکثر مواد غذایی مصرفی مردم به‌صورت کم‌چرب و کم‌کالری و بدون کلسترول عرضه می‌شود. سال قبل در فروشگاه‌های زنجیره‌ای وال‌مارت در آمریکا، از ۳۵ نوع ماستی که فروخته می‌شد تنها یک نوع ماست پرچرب وجود داشت آن هم محصول وارداتی از یونان بود.

مردم نیز به‌وضوح سعی کرده‌اند و می‌کنند که مصرف چربی، به‌خصوص چربی اشباع‌شده را به حداقل برسانند. تحقیقات هم نشان می‌دهند که مردم در اجرای توصیه‌ی کاهش مصرف چربی‌ها بسیار موفق عمل کرده‌اند. آمار USDA نشان

می‌دهد که مردم از سال ۱۹۶۰ به بعد مصرف چربی‌ها و مخصوصاً چربی اشباع‌شده را کاهش داده‌اند و مقدار خیلی کمتری گوشت قرمز، تخم‌مرغ و محصولات حیوانی می‌خورند. با استناد به این گزارش‌ها مصرف چربی از ۴۵ درصد کل غذای روزانه مردم به کمتر از ۳۲ درصد رسیده است. آمار NIH حاکی از کاهش شدید مصرف کلسترول در دنیا در نیم‌قرن گذشته است.

امروزه افراد زیادی را می‌بینیم که دیگر «نان‌شان تُوی روغن نیست» و با افتخار می‌گویند: «من خیلی به سلامتم اهمیت می‌دهم، مثلاً ۸ سال است که لب به کره و کله‌پاچه نزده‌ام.»

حقیقت مطلب

آمار نشان می‌دهند مردم بدون تردید در تلاش خود برای کاهش مصرف چربی‌ها موفق بوده‌اند. مردم این توصیه‌های غذایی را اجرا کرده‌اند ولی بیماری‌ها روزبه‌روز بیشتر می‌شوند و به گزارش مقاله‌ای در «The New England Journal of Medicine» هیچ مدرکی وجود ندارد که نشان دهد کاهش مصرف چربی توانسته کمکی به کاهش بیماری‌ها کند. کاهش نسبی مرگ ناشی از بیماری‌های قلبی هم به علت بهبود امکانات پزشکی و تکنیک‌های بهتر درمانی است و نه به دلیل بهبود سلامت و رژیم غذایی مردم.

اولین سرنخ این است که مشکل از اراده و تلاش مردم نیست که بگوییم، «مردم نتوانسته‌اند رژیم غذایی‌شان را اصلاح کنند»، مردم سهم خودشان را در اجرای توصیه‌ها به‌درستی انجام داده‌اند. مردم درست عمل کرده‌اند ولی بیماری‌ها بیشتر شده است، پس شاید توصیه‌ها اشتباه است!!!

به گزارش سازمان قلب آمریکا تعداد بیماران قلبی حاد، بین سال‌های ۱۹۸۰ تا ۲۰۱۰، ۶ برابر شده است. بیماری عروقی هنوز هم قاتل شماره یک در دنیا است.

این در حالی است که مصرف سیگار و دیگر پارامترهایی که از علل اصلی بیماری عروقی هستند نیز کاهش پیداکرده است. در دهه ۱۹۸۰، ۳۳ درصد از مردم سیگاری بودند، درحالی که ۲۰ سال بعد این آمار به ۲۵ درصد رسیده بود.

درحالی‌که بیماری قلبی کاهشی نداشته هیچ، دچار سونامی بیماری‌های سرطان، دیابت، آلزایمر، کبد چرب و چاقی هم شده‌ایم.

دیوانه‌ها هرگز به سلامتی دست نخواهند یافت

کلاً این آمار بالا را گفتم تا صرفاً یک آمار و ارقام در ابتدای کتاب وجود داشته باشد، وگرنه فکر نکنم نیازی داشته باشید کسی در مورد آمار رشد بیماری‌ها توضیح دهد. چراکه هر روز در اطرافیانمان می‌بینیم که سرطان، سکته، دیابت، کبد چرب و آلزایمر مثل سرماخوردگی رایج شده و چاق بودن نیز کم‌کم نرمال محسوب می‌شود. تمام این بیماری‌ها در بین مردمی اتفاق افتاده است که هر روز با پیام بد بودن چربی‌ها و کلسترول و نمک و چربی اشباع‌شده حیوانی بمباران اطلاعاتی می‌شوند.

نظریه این است، «چربی و کلسترول و چربی‌های حیوانی در رگ‌ها رسوب می‌کنند و باعث بیماری‌های قلبی-عروقی می‌شوند و اگر مصرفشان را کم کنیم، میزان بیماری‌های عروقی باید کم شود» و «خوردن غذاهای پرچرب و پرکالری باعث چاقی است و اگر از غذاهای پرچرب پرهیز کنیم سالم و متناسب خواهیم بود». عقیده مردم این است که مصرف زیاد چربی دلیل بیماری چاقی و کبد چرب و حتی سرطان!! است و مصرف زیاد چربی دشمن شماره یک سلامت انسان است. اکثراً بر این باورند که یک رژیم سالم‌خوری یعنی یک رژیم کم‌چرب و «پر از گیاه».

انیشتین می‌گوید: «دیوانه‌ها کسانی هستند که دقیقاً همان تلاش‌های قبلی را تکرار می‌کنند و انتظار نتیجه‌ای متفاوت دارند». ۵۰ سال ما و اطرافیان‌مان به توصیه‌های رایج در مورد تغذیه عمل کردیم و دچار سونامی بیماری و چاقی شده‌ایم. می‌توانید به این توصیه‌های قدیمی تغذیه ایمان داشته باشید و تلاش کنید تا شاید این ایده‌ها، بالاخره نتیجه‌ای متفاوت تولید کنند. اما این دیوانگی است. یک‌چیز را باید یقین داشت، اگر قرار باشد راه درستی برای رسیدن به سلامت وجود داشته باشد، باید چیزی متفاوت‌تر از توصیه‌های سلامت رایج باشد. سالم زندگی کردن کار عجیب غریب و سختی نیست. بیماری‌ها از آسمان که نمی‌آیند، خودمان با پیروی از توصیه‌های اشتباه، آن‌ها را به وجود می‌آوریم.

بهتر است حداقل موقع خواندن این کتاب، نگذارید باورهای قدیمی و توصیه‌هایی که قبلاً از دکترها شنیده‌اید باعث شود در دسته اول/دوم آدم‌ها قرار بگیرید.

دکترهای مست

تا حالا شده که به مردم دور و ور خودتان نگاهی بیندازید و بگویید، واو، چقدر این روزها همه خوش‌اندام‌تر و سالم‌تر شده‌اند؟ نه. دقیقاً به همین دلیل است که مردم کم‌کم از توصیه‌های بدرد نخوری که به آنها می‌شود و دردی از خودشان و جامعه درمان نکرده است، خسته شده‌اند و از «به‌اصطلاح متخصصان تغذیه» روگردان شده‌اند و بیش از همیشه، خودشان دست‌به‌کار شده‌اند تا تحقیق کنند و خودشان اطلاعات درست را کشف کنند. چون:

روزی دو «دکتر» در یک کافه مشغول تماشای اخبار بودند. اخبار در مورد فردی بود که در بالای برج ایستاده بود و قصد خودکشی داشت. دکتر اول با آرنج به دومی اشاره می‌کنه و می‌گه: «بیا سر یک نوشیدنی شرط ببندیم که این مرد خودش را از بالای برج پرت می‌کنه یا نه». دومی می‌گه: «باشه، قبول». اولی می‌گه: «من می‌گم خودش رو می‌اندازه». دومی می‌گه، «باشه، ولی می‌گم نمی‌اندازه». چند ثانیه دیگر اخبار نشان داد که فرد خودش را از بالای برج به پایین انداخت و مُرد. دکتر دوم گفت، باشه قبول، من باختم، نوشیدنی چی می‌خوای؟ اولی گفت: «درسته باختی ولی لازم نیست نوشیدنی بگیری. برنده شدن من عادلانه نبود، چون من صبح توی اخبار دیده بودم که این مرد خودش رو می‌کشه». دکتر دوم می‌گه: «خُبببب، راستش من هم توی اخبار صبح دیدم که خودش رو پرت می‌کنه. توی اخبار ظهر و بعدازظهر هم دیدم که دوباره این کار رو می‌کنه، ولی فکر نمی‌کردم دوباره این کار رو بکنه.»

بسیاری از متخصصان تغذیه از مردم می‌خواهند به همان توصیه‌های قدیمی عمل کنند، و امیدوارند که این بار دیگر شکست نخواهند خورد. مردم در حالی سال‌های سال به همان توصیه‌های قدیمی گوش می‌دهند که می‌دانند آن توصیه‌ها برایشان کارساز نبوده ولی باز هم تلاش‌هایشان را روی همان باورهایی که خودشان و اطرافیانشان با آنها بارها و بارها باخته‌اند، سرمایه‌گذاری می‌کنند.

در طی تمام سال‌هایی که مردم به توصیه‌های رایج عمل کرده‌اند، حتی با وجود

پیشرفت فنّاوری و داروها و علم پزشکی، بیماری‌های مزمن مانند، بیماری قلبی، سکته، دیابت، کبد چرب، سرطان، چاقی، چندین برابر افزایش پیداکرده‌اند.

بنابراین یک‌چیز را باید یقین داشت. اگر قرار باشد راه درستی برای رسیدن به سلامت وجود داشته باشد، این راه باید چیزی متفاوت‌تر از توصیه‌های سلامت رایج باشد. درست است؟

معجون چربی‌سوز: «سوخت جت برای بدن انسان»

یکی از عادت‌هایی که در مشاوره‌های کاهش وزن آموزش می‌دهم و بخش مهمی در لایف‌استایل اکثر بچه‌های «مدرسه فیتنس» است، جایگزینی وعده اول روز با «معجون چربی‌سوز» است. بچه‌های مدرسه فیتنس به‌عنوان اولین وعده روز در یک لیوان قهوه‌شان، ۳ قاشق روغن نارگیل (اگر روغن نارگیل نبود، کره حیوانی)، کمی دارچین (دلخواه)، کمی استویا مایع (دلخواه برای طمع شیرین) می‌ریزند، می‌توان با کمی خامه و یک همزن، یکنواختی معجون را بیشتر کرد. هم قهوه بسیار خوشمزه‌تر می‌شود، هم انرژی جسمی و ذهنی افزایش پیدا می‌کند، و مهم‌تر از همه یکی از قوی‌ترین تکنیک‌های قابل‌تصور برای کاهش وزن است. استفاده از قهوه و روغن‌نارگیل دقیقاً کاری است که من هر روز صبح به‌عنوان عادت همیشگی انجام می‌دهم. عکس این معجون چربی‌سوز را روی جلد کتاب می‌بینید.

چرا این کتاب را نوشتم

بچه‌ها در شبکه‌های اجتماعی وقتی عکس «قهوه چربی‌سوز» خودشان را قرار می‌دهند معمولاً با کامنت‌های متعجب و هشدار در مورد مضر بودن چربی مواجه می‌شوند. «آخر سکته می‌کنی ها» «کبدت چرب میشه ها» از رایج‌ترین واکنش‌ها است. یکی از سؤالاتی که همیشه با آن مواجه می‌شوم این است که «من قبول دارم، ولی چطور به انتقاد اطرافیانم جواب بدم و توجیه‌شان کنم که کره و چربی در کنار لاغر کردن، باعث سرطان و بیماری عروقی نمی‌شود؟ درمورد کبد چرب چی؟».

بعد از انتشار کتاب «پایان افسانه کالری‌ها» با دو دسته واکنش مواجه شدم:

۱- خانم مرادی: «من با سبک زندگی جدیدی که در کلاستون یاد دادید

همون دو ماه اول ۱۳ کیلو کم کردم، بااینکه آزمایش خونم مشکلی نداشت اما «دکترم» به من گفت این خودکشی است، سکته می‌کنی و کبدت چرب میشه، منم ترسیدم و رژیم‌تون را ول کردم.» این مدل واکنش‌ها بیشتر از طرف برخی دکترها، مربی‌ها و دانشجوهای تغذیه و فیزیولوژی مطرح می‌شد. مقالاتی در سایت‌ها و شبکه‌های اجتماعی توسط همین دسته افراد بر ضد کتاب «پایان افسانه کالری‌ها» نوشته شد و حتی زمانی هشتگی با عنوان #رژیم_شیطانی را بر ضد کتاب «پایان افسانه کالری‌ها» به کار بردند.

۲- آقای براتی: «پدربزرگم عادت داشت همیشه هر روز صبح، یک‌کاسه روغن حیوانی سر بکشه، همیشه هشدار می‌دادیم که سکته می‌کنی ولی وقتی در ۱۰۲ سالگی سالم‌تر و لاغرتر از همه ما بود فکر می‌کردیم لابد ژنتیک خوبی داره ولی الان می‌فهمم که داستان چیه و چقدر ما اشتباه فکر می‌کردیم». این مدل واکنش‌ها توسط افرادی بود که به چشم می‌دیدند چطور وضع سلامت، تناسب‌اندام و روحیه و انرژی خودشان با این سبک جدید بیشتر شده و مشاهدات دنیای واقعی‌شان از پدربزرگ‌های ۱۰۰ ساله‌شان باعث می‌شد به مطالب ایمان قاطع داشته باشند.

قبل از نوشتن این کتاب صرفاً برای داشتن یک آمار از بیست دکترعمومی و دکتر تغذیه در تهران پرسیدیم که برای جلوگیری از بیماری عروقی چه‌کار باید بکنیم و به جز دو دکتر (که یکی از آن‌ها دکتر طب سنتی بود) بقیه توصیه‌کردند که به‌عنوان اولین قدم باید مصرف چربی‌های حیوانی را کاهش یا حذف کنیم. متأسفانه این یکی از «خرافات علمی» است که در جامعه جا افتاده است.

در فصل دهم کتاب «پایان افسانه کالری‌ها»، در مورد مصرف چربی و کلسترول و بیماری عروقی و کبد چرب مختصری توضیح داده بودم. در این کتاب بسیار کامل‌تر و کاربردی‌تر به این موضوعات خواهم پرداخت. این کتاب جلد دوم از مجموعه کتاب‌های دنباله‌دار «پایان افسانه کالری‌ها» است.

نگاهی به فصل‌های بعدی

در فصل‌های بعدی یاد خواهید گرفت، که چه نوع چربی‌هایی شما را لاغر و متناسب می‌کنند و چه نوع چربی‌هایی شما را چاق و مریض می‌کنند. یاد خواهید

گرفت که، کلسترول خوب و کلسترول بد نداریم، تمام کلسترول‌ها عالی هستند. یاد خواهید گرفت چطور آزمایش خونتان را تحلیل کنید، یاد خواهید گرفت بهترین روش برای حصول اطمینان از تأمین تمام مواد مغذی در بدن چیست. با یک تئوری به نام «تئوری ویتامین Z» آشنا خواهید شد که کمبود ویتامین Z عامل اصلی دیابت و بیماری عروقی است. درمورد افسانه نمک و افسانه گیاه‌خواری یاد خواهیم گرفت و مهم‌تر از همه یاد خواهیم گرفت چگونه هوشمندانه استدلال کنیم و افسانه‌زدایی کنیم. اگر کتاب «پایان افسانه کالری‌ها، دیگر زمین صاف نیست» را خوانده باشید، کاملاً منظورم از این جمله آخر را می‌فهمید.

این کتاب سه بار از اول نوشته شد و هربار سعی شد در کنار اینکه حاوی بهترین و کامل‌ترین اطلاعات دنیا درزمینه‌ی چربی‌ها و کلسترول باشد، به ساده‌ترین و قابل‌فهم‌ترین شکل ممکن نوشته شود. مانند متخصصان تمام رشته‌های دیگر، دکترها هم به دو دسته تقسیم می‌شوند، دکترهایی که هنوز درگیر علوم قدیمی و اشتباه هستند و دکترهایی که رهبر حوزه خودشان هستند و مدام خودشان را به‌روز نگه می‌دارند و همیشه بهترین درمان‌ها را به مراجعانشان توصیه می‌کنند. در این کتاب، دقیقاً مانند کتاب قبلی، سعی شده برای تاکید مطالب، بخش‌های مهم کتاب از زبان متخصصان درجه‌یک دنیا درزمینه‌ی تغذیه، چربی و کلسترول و از معتبرترین کتاب‌ها و تحقیقات و مقالات نقل شود.

در این کتاب با متخصصان زیر آشنا خواهید شد:

۱- دکتر «اریک برگ» نویسنده کتاب «۷ اصل چربی‌سوزی بدن».

۲- «گری تابس»، برجسته‌ترین ژورنالیست سلامت در کل تاریخ و نویسنده کتاب‌های Good Calories Bad Calories و Why We Get Fat و TheCaseAgainstSugar.

۳- «جیمی مور» نویسنده کتاب‌های «Cholestorl» «Keto Clarity» از محققان مستقل درزمینه‌ی رژیم‌ها پرچربی که بیش از ۱۵ سال درزمینه‌ی رژیم‌های کم‌کربوهیدرات اطلاعات تولید کرده است.

۴- دکتر «مایکل ایدس» نویسنده کتاب پرفروش «Protein Power»

۵- دکتر اوفی راونسکاو نویسنده کتاب‌های انقلابی «باورهای نادرست در مورد کلسترول» و «آیا چربی و کلسترول برایتان مفید است؟» که به فارسی هم ترجمه شده است.

۶- مارک سیسن نویسنده کتاب «The Primal BluePrint».

۷- دکتر «کریس مسترجان» که بیشتر عمر حرفه‌ای‌اش را به ترویج فواید کلسترول و موادغذایی غنی از کلسترول پرداخته است.

۸- «نینا تایکلز» نویسنده کتاب پرفروش و تاریخ تغذیه معاصر به نام «TheBigFatSurprise». این کتاب قطور واقعا فوق‌العاده است.

۹- دکتر رابرت لاستیگ نویسنده کتاب پرفروش «شانسی دوباره برای چربی‌ها». به نظرم یکی از خشن‌ترین دکترهای تغذیه در دنیا است.

۱۰- دکتر مالکوم کندریک، نویسنده کتاب عالی «حقه‌ی کلسترول» و از سردمداران جنبش ضد «ضد کلسترول»!!!

۱۱- ماریا انگ، از برجسته‌ترین بیوشیمیست‌ها و محققان در زمینه‌ی چربی‌ها و روغن‌های خوراکی، نویسنده‌ی کتاب فوق‌العاده‌ی «چربی‌ها را بشناسید» بیش از ۵۰ سال در مورد اثرات انواع روغن‌های خوراکی تحقیق کرده است.

۱۲- دکتر «اریک وستمن» از اولین کسانی است که تحقیق کلینیکی بر روی رژیم‌های کم‌کربوهیدرات را آغاز کرد. نویسنده کتاب «The New Atkins».

۱۳- دکتر «فرد کومرو»، معروف‌ترین محقق درزمینه‌ی انواع روغن‌های نباتی، هیدروژنه، روغن‌های ترانس و رهبر نهضت ضد چربی ترانس. هیچ کس در دنیا حتی اندازه نصف دکتر کومرو بر روی روغن‌های هیدروژنه و ترانس تحقیق نکرده است. کسی است که از همان اول در بازی بوده و حتی الان هم روی نیمکت نرفته.

۱۴- دکتر «جانی باودن» نویسنده کتاب بسیار پرفروش «The Great Cholesterol Myth» که سال قبل به‌عنوان یکی از ۱۰۰ فرد تأثیرگذار در دنیا در حوزه تغذیه و کاهش‌وزن شناخته شد. یکی از پرکارترین افراد در حوزه تغذیه است.

۱۵- دکتر گراولین از محققان ناسا، و محقق شماره یک دنیا در زمینه‌ی داروهای کاهش کلسترول، نویسنده کتاب‌های «لیپیتور: دزد حافظه»، «جنگ نابرابر

کلسترول»، «بحران داروهای استاتین» و «پشت صحنه تاریک داروهای استاتین» و شناخته شده‌ترین محقق در زمینه‌ی عوارض داروهای کاهش کلسترول.

۱۶- دکتر «رونالد کراوس». اگر کسی کتابی در زمینه‌ی فیزیولوژی خوانده باشد امکان ندارد اسم رونالد کراوس معروف را نشنیده باشد. یکی از بزرگترین محقق‌های دنیا در زمینه‌ی بیمارهای عروقی که تحقیقات او تحول عظیمی در درمان بیماری‌های عروقی بوجود آورد و نقطه عطف جدیدی را در این حوزه پایه‌گذاری کرد.

۱۷- دکتر «توماس دیسپرینگ» که کلا چندین صفحه رو می‌توان اختصاصا به رزومه کاری عالی‌اش در زمینه‌ی چربی‌ها اختصاص داد. او بیش از ۴۰۰۰ سخنرانی متفاوت انجام داده است و از افراد همیشه شاخص در حوزه‌ی چربی است.

۱۸- پروفسور «دومینیک دی‌آگوستینو»، متخصص رژیم کتوژنیک.

۱۹- دکتر «دوایت لاندل» نویسنده کتاب بسیار عالی «درمان بیماری قلبی» و «دروغ بزرگ درباره‌ی کلسترول».

۲۰- دکتر ویلیام دیوویس فوق تخصص قلب و نویسنده کتاب بسیار عالی و پرفروش «Wheat Belly» و «Track Your Plaque»

۲۱- دیوید گیلسپای نویسنده کتاب «دروغ‌های پرچرب» و کتاب «روغن‌های سمی» که کتاب‌های بسیار جالب، مفید و عالی‌ای هستند.

۲۲- پروفسور «فیلیپ بلیر»، «دونالد میلر»، دکتر «جان بریفا»، «کیت شناهان» «استفانی سنیف» «فرد پسکاتوره»، «دکتر داریوش مظفریان» و «دکتر مرکولا» و عده‌ای دیگر از درجه‌یک‌ترین متخصصان در حوزه‌ی چربی و کلسترول در دنیا.

هدف این کتاب این است که به پاسخ سوالی بپردازیم که همه فکر می‌کنیم و می‌کردیم جوابش را می‌دانیم ولی با پیروی از آن مدام وضع سلامتمان بدتر و بدتر می‌شود و چاق و چاق‌تر می‌شویم.

اگر کتاب «پایان افسانه کالری‌ها» را نخوانده‌اید، بهتر است قبل از این کتاب آن را از لینک زیر بخوانید: www.madresefitness.ir/1990

فصل دوم

بزرگ‌ترین کابوس یک محقق نابود شدن تئوری
زیبایش به دست حقایق زشت است.
— تامس هاکسلی

شروع یک افسانه

اصلاً مگر ممکن است؟

مگر می‌شود این همه سال توصیه‌هایی توسط دکترها به مردم شود که هیچ پایه
و اساسی علمی نداشته و حتی کاملاً برعکس نیز باشد؟ چطور ممکن است چنین
توصیه‌هایی اینگونه عمیق در بین مردم و دکترها جا بیفتد بدون اینکه تحقیق علمی
و شواهدی پشتش باشد؟ مگر ممکن است چنین چیزی؟ اشتباهی به این بزرگی آخه؟
مگر می‌شود نکاتی که چند میلیارد آدم به‌عنوان بدیهی‌ترین قوانین سلامت باورش
دارند، اشتباه محض باشند و باورهایی باشند در جهت یک زندگی ناسالم؟

این‌ها از رایج‌ترین سؤالاتی هستند که خوانندگان کتاب «پایان افسانه کالری‌ها»
می‌پرسند. قبل از اینکه بخواهیم به یک بحث تمام‌عیار و کاربردی در مورد چربی
بپردازیم، اول می‌خواهم جواب این سؤالات را بدانیم و کمی برگردیم به گذشته،
زمانی که مردم باور داشتند چربی‌های حیوانی بهترین غذاهای دنیا هستند و ببینیم
چه اتفاقی افتاد که امروزه توصیه‌ی «چربی هراسی» و «هراس از چربی حیوانی و

۱۷

اشباع‌شده» و «توصیه‌ی جایگزینی روغن‌های گیاهی به‌جای چربی‌های حیوانی» جای باورهای درست را گرفته است.

در لینک www.madresefitness.ir/accnbook یک ویدیوی بسیار عالی در مورد چگونگی جا افتادن یک حماقت محض به‌عنوان یک قانونی که هیچ‌کس آن را زیر سؤال نمی‌برد و همه به آن عمل می‌کنند گذاشته‌ام. این ویدیو عالی را از دست ندهید.

اگر بدانید علم چطور کار می‌کند و چه عواملی باعث شده به این باورهای امروزی برسیم، بسیار راحت‌تر خواهید توانست باورهای جدید را جایگزین باورهای قدیمی‌تان کنید. مهم‌تر از آن یاد خواهید گرفت در مورد چیزهایی که به‌عنوان علم به شما دیکته می‌شوند چگونه استدلال کنید و «علم واقعی» را از «زباله‌های علمی» تفکیک کنید.

حکایت خواننده‌ای که سرطان گرفت

می‌دانید تفاوت یک «بیماری و مشکل پزشکی رو به رشد» و «یک بحران اجتماعی سلامت» چیست؟

یک «مشکل پزشکی رو به رشد» این است که مثلاً سرطان روند رو به رشد شدیدی در جامعه آغاز می‌کند و تعداد مرگ‌ومیرهای ناشی از سرطان چند برابر می‌شود. درحالی‌که همه این را می‌دانند، همچنان به روند زندگی همیشگی ادامه می‌دهند و اتفاق خاصی هم رخ نمی‌دهد. اما یک «بحران اجتماعی سلامت»، زمانی است که ناگهان یک خواننده محبوب با چند میلیون طرفدار در جوانی و اوج محبوبیتش از سرطان می‌میرد. به‌یک‌باره همه در مورد سرطان حرف می‌زنند. مجلات و روزنامه‌ها مدام در مورد سرطان می‌نویسند. با متخصصان مصاحبه می‌شود و برنامه‌های رادیویی و تلویزیونی ویژه برای سرطان تولید می‌شوند. ناگهان مقامات شروع به سرمایه‌گذاری بیشتر برای درمان سرطان می‌کنند و برنامه‌های جلوگیری از سرطان تدوین می‌شوند. ناگهان بودجه تحقیقاتی سرطان چند برابر می‌شود. ناگهان عده‌ای محقق و متخصص به «تولید نظریه» می‌پردازند و با تولید سریع مقالات و

پایان افسانه کلسترول، چربی و نمک - فصل دوم

نظریات سعی می‌کنند آن بودجه‌های تحقیقاتی را جذب کنند. ناگهان نظریاتی تولید می‌شوند که تا دیروز وجود خارجی نداشتند. «دستورالعمل‌ها و معیارهای سلامت» جدیدی تدوین می‌شوند و به مردم اعلام می‌شود. تمام این اتفاقات زمانی شدیدتر می‌شود که این فرد معروف یک سیاست‌مدار در حد رئیس‌جمهور یک کشور باشد.

این دقیقاً همان اتفاقی بود که در دهه ۱۹۵۰ زمانی که رئیس‌جمهور آمریکا، ژنرال «آیزن‌هاور» دچار حملات قلبی متعدد شد، اتفاق افتاد. ژنرال در طی ۱۵ سال دچار حملات قلبی متعدد شد و می‌توان او را یکی از سخت‌جان‌ترین افراد تاریخ در برابر حملات قلبی دانست. در این هنگام تمام توجه‌ها به بیماری قلبی جلب شده بود و هرازگاهی تیتری جنجالی در مورد آمار رشد حملات قلبی منتشر می‌شد. بودجه تحقیقات بیماری قلبی از تقریباً صفر، در طی ۳ سال به بیش از صد میلیون دلار رسید و سازمان‌ها برای جذب این بودجه دست و پا می‌شکستند. در این بین محققی به نام «آنسل کیز» تئوری «ارتباط خوردن چربی و چربی اشباع‌شده با بیماری قلبی» را ارائه کرد. او در این نظریه، دلیل بیماری عروقی را خوردن کلسترول و چربی زیاد، مخصوصاً چربی‌های حیوانی و اشباع‌شده دانست. این تئوری را از این به بعد به‌اختصار تئوری «چربی- کلسترول - بیماری عروقی» یا تئوری «ضد کلسترول و چربی» می‌نامیم.

مستی که به دنبال کلیدهایش بود

حکایتی وجود دارد که فرد مستی در ساعت‌های تاریک شب در کنار تیرک برقی بر زمین خم شده بود و به دنبال چیزی می‌گشت. رهگذری از او سؤال می‌کند: «دنبال چه هستی؟». مست جواب می‌دهد: «دنبال کلیدهایم هستم». رهگذر می‌پرسد: «آیا کلیدهایت را اینجا گم‌کرده‌ای؟» مست جواب می‌دهد: «نه!!! نمی‌دانم!!! ولی تنها جایی که نور هست و می‌توانم دنبال کلیدهایم بگردم اینجاست.»

دقیقاً اوج جنجال «حملات قلبی رئیس‌جمهور آیزن‌هاور» زمانی بود که علم تغذیه و پزشکی هنوز پیشرفت زیادی نکرده بود و کسی واقعاً هیچ ایده‌ای در مورد علت ایجاد بیماری‌های قلبی و عروقی نداشت. آن زمان در کتب پزشکی، از بیماری عروقی همواره به‌عنوان یک بیماری طبیعی در سنین پیری یاد می‌شد. تا قبل از آن

هیچ تئوری‌ای یا راهکاری برای مقابله با حمله قلبی و بیماری عروقی وجود نداشت.

در دهه ۱۹۵۰ که بیماری‌های عروقی جنجالی شده بود، دانشمندان می‌توانستند میزان چربی، کلسترول و لیپوپروتئین‌های حامل چربی را در بدن در حد فنّاوری‌های آن زمان اندازه‌گیری و در حد علم آن زمان تحلیل کنند. آن تنها حوزه‌ای بود که نور کمی بر آن تابیده‌شده بود، بنابراین دانشمندان سعی می‌کردند جواب سؤال‌های دیگری که امروزه می‌دانیم هیچ ارتباطی به کلسترول و چربی ندارند را هم با آن چیزهایی که کشف کرده بودند توجیه کنند. این یکی از مهم‌ترین عواملی بود که باعث تولد و پذیرفته شدن تئوری «چربی- کلسترول- بیماری قلبی» شد. در آن زمان هنوز محققان و دکترها در مورد انسولین، ارتباطش با بیماری قلبی، انواع لیپوپروتئین‌های LDL، اهمیت تری‌گلیسیرید خون و HDL و خیلی چیزهای دیگر، اطلاعات زیادی نداشتند. محققان بقیه‌ی اصول و دستورالعمل‌های تغذیه‌ای دیگری که امروزه بخشی از باورهای بدیهی فرض می‌شوند را نیز بر همان پایه‌ها بنیان نهادند و دقیقاً همین توصیه‌های غذایی غلط باعث شده است که امروزه چاقی و دیابت، آلزایمر، کبد چرب و بیماری‌های مرتبط با آن، در رده اول سریع‌الرشدترین اپیدمی سلامت بشری باشد.

در کتاب «پایان افسانه کالری‌ها» به‌طور کامل توضیح داده شد که تمام بیماری‌های، دیابت، چاقی، کبد چرب، سرطان و آلزایمر همگی اعضای یک خانواده به نام «سندرم متابولیک ایکس» یا MSX هستند و اصلی‌ترین دلیل ایجادشان «ترشح بیش‌ازحد انسولین» است.

آقای کلسترول

«آنسل کیز» پدر تئوری «کلسترول و بیماری عروقی» است. او در دهه ۱۹۵۰ یک محقق معروف و صاحب‌مقام بود و به دلیل کتاب شاهکارش به نام «بیولوژی گرسنگی در بدن انسان» بسیار معروف شده بود. او با دولت آمریکا قرارداد ۱۵ ساله داشت تا تغذیه ارتش را بهبود دهد. در زمان زندگی او نرخ بیماری قلبی روندی

صعودی آغاز کرده بود و موضوعی داغ بین مردم بود و همه به دنبال راه‌حلی برای آن بودند. آنسل کیز، در مقالاتی که ارائه داد توضیح داد که تحقیقاتش نشان می‌دهند، بیماری قلبی به دلیل رسوب «کلسترول» در رگ‌های خونی است و توضیح داد که ازآنجاییکه کلسترول فقط در چربی‌ها وجود دارد پس تنها راه کاهش کلسترول در بدن کاهش مصرف چربی است.

آنسل کیز به یک قهرمان تبدیل شده بود که راه‌حلی برای داغ‌ترین مشکل پزشکی آن زمان کشف کرده بود. این تئوری، آنسل کیز را روی جلد مجلات برد. در بحبوحه‌ی توجه مردم به بیماری قلبی، این مقاله تیتر بزرگ و جنجالی‌ای در روزنامه تایمز شد و زیربنای اصلی این تفکر که چربی باعث بیماری قلبی می‌شود پایه‌گذاری شد. آن دوران که تکنولوژی و وسایل ارتباطی و تلویزیون و شبکه‌های اجتماعی وجود نداشت، روزنامه‌ها افکار مردم را شکل می‌دادند و مجله تایمز در آن زمان پرنفوذترین مجله بود. پس از این مقاله، «آنسل کیز» به‌عنوان «آقای کلسترول» و پدر تئوری «ضد چربی و کلسترول» لقب گرفت.

جایزه برای یک قهرمان ملی

«آنسل کیز» به مدیریت سازمان تازه تأسیس قلب آمریکا (AHA) راه پیدا کرد و این سازمان شروع به ترویج این تئوری کرد. تئوری «آنسل کیز» در مورد «کلسترول، چربی، چربی اشباع‌شده و بیماری قلبی عروقی»، یک ایده جذاب، عالی و به‌ظاهر غیرقابل‌انکار بود که راه‌حلی برای بزرگ‌ترین مشکل سلامت آن موقع بود. تنها مشکل این راه‌حل این بود که غلط بود. بدیهی مانند تئوری «صاف بودن زمین و گردش خورشید به دور زمین» و به همان اندازه غلط.

تولد تئوری «چربی- کلسترول - بیماری قلبی» همزمان است با تولد و رشد خانواده‌ی بیماری‌های «سندرم متابولیک ایکس».

آنسل کیز در تحقیق خود نشان داد که بر روی نمودار وقتی به کشورهای آمریکا، کانادا، استرالیا، انگلستان، ایتالیا و ژاپن نگاه کنیم هر چه مصرف چربی زیاد شده بیماری قلبی هم بیشتر شده است. بنابراین نتیجه‌گیری کرد که علت بروز بیماری عروقی، مصرف چربی و کلسترول است.

تحقیقات درست، تعابیر اشتباه

اولاً، تحقیقی که «آنسل کیز» انجام داده بود صرفاً یک مشاهده آماری بود و نه یک تحقیق کنترل‌شده و استاندارد علمی.

دوماً آنسل کیز در تحقیقات خود علاوه بر میزان چربی و کلسترول کل، قند خون را هم اندازه‌گیری کرده بود. او در مقاله‌اش در حد چند جمله به این نکته اشاره می‌کند و می‌نویسد: «بیماری عروقی با بالا بودن قند خون هم ارتباط آماری دارد، اما ازآنجایی که می‌دانیم پلاک‌های آترواسکلروز در رگ‌ها از کلسترول تشکیل شده‌اند، نمی‌توان تصور کرد که قند خون دلیل بیماری عروقی باشد». آنسل کیز و بقیه دکترهای آن زمان اجازه دادند پیش‌فرض‌هایشان، تعبیر نتایج تحقیقاتشان را تغییر دهد. اگر او به‌جای چربی به ارتباط بین قند خون و بیماری عروقی توجه می‌کرد، از ۶۰ سال پیش ما تئوری درست «ارتباط بیماری قلبی و قند خون» را می‌داشتیم و بیماری‌های «دیابت و چاقی و حمله قلبی و سرطان و کبد چرب» امروزه نادر بودند. آنسل کیز و محققان طرفدار تئوری کلسترول، از قبل تصمیم گرفته بودند که دوست دارند نتایج تحقیقاتشان دقیقا چه چیزی را اثبات کنند.

دروغ‌های علمی

بعدها معلوم شد که آنسل کیز برای کسب شهرت و بودجه‌های تحقیقاتی، یکی از بزرگترین محققان دروغگو بوده است. او تحقیقات خود را بر روی ۲۲ کشور انجام داده بود و آمار در این ۲۲ کشور نشان می‌داد که چربی و کلسترول هیچ ارتباطی به بیماری قلبی ندارد و حتی در برخی از آمار هر چه مصرف چربی بیشتر شده بود بیماری قلبی کاهش یافته بود. برای یک محقق دردناک است که پس از تلاش‌ها و تحقیقات اذعان کند که تحقیقاتش بی‌نتیجه هستند یا عکس نظریه‌اش را ثابت می‌کنند. به نظرتان یک محقق زرنگ چه کار می‌کند؟ آنسل کیز آمار تمام این کشورهایی را که نظریه‌اش را نقض می‌کردند، حذف کرد و فقط نتایج مربوط به ۷ کشوری را که نظریه‌اش را تأیید می‌کردند، ارائه داد.

درواقع آمار نشان می‌دهد خوردن چربی و کلسترول از لحاظ آماری ارتباطی مستقیم با بیماری قلبی دارد، اما اگر و فقط اگر دریکی از کشورهایی که «آنسل کیز

انتخاب کرده بود» زندگی کنید و در غیر این صورت آمار در بقیه کشورها برعکس این موضوع را نشان می‌دهد. جمله معروفی وجود دارد که می‌گوید «آمار هرگز دروغ نمی‌گوید، اما دروغگوها برای اثبات خود از آمار استفاده می‌کنند». کار آنسل کیز یکی از بارزترینِ نمونه‌های تولید «دروغ علمی» در تاریخ است. در فصل‌های بعد به صورت کاملاً علمی به ارتباط کلسترول و بیماری قلبی و چربی خواهیم پرداخت.

آزمایشات دقیق کلینیکی یا روابط ناقص آماری

وقتی در علم فرض شود ماده‌ای برای سلامت انسان مضر است، از لحاظ اخلاقی انجام تحقیقات کلینیکی استاندارد علمی سخت است و اگر محققی بخواهد این تحقیق را انجام دهد، مردم حاضر نخواهند شد آن تحقیق بر روی بدنشان انجام شود.

دکتر راونسکاور می‌گوید: «خنده‌دار است که در تحقیقات، آزاد هستیم به افراد تحت نظر کیک و شیرینی بدهیم، اما اگر بخواهیم در مورد اثر تخم‌مرغ تحقیق کنیم مجبور به تهیه مجوزهای خاص هستیم.»

همچنین تحقیقات کلینیکی بسیار سخت و هزینه‌بر هستند. بنابراین در این‌گونه موارد محققان به‌جای تحقیقات کلینیکی به تحلیل ارتباطات آماری توجه می‌کنند. آمار و ارتباطات نمی‌توانند هیچ‌گونه رابطه علت و معلولی‌ای را نشان دهند.

اگر تحقیق کنیم می‌بینیم مقدار کل موهای ریخته، ارتباط مستقیمی با بیماری قلبی دارد. اما بدون شک می‌دانید که ریزش مو نمی‌تواند باعث بیماری قلبی شود. در اینجا عامل دیگری مانند «سن» وجود دارد که باعث می‌شود بیماری قلبی و ریزش مو از لحاظ آماری با هم رابطه داشته باشند. هر چه سن بیشتر باشد مقدار موهای ریخته هم بیشتر است. هر چه سن بالاتر برود احتمال بیماری قلبی هم افزایش پیدا می‌کند. در نتیجه به لحاظ آماری هرچه مقدار موهای ریخته بیشتر باشد، احتمال بیماری قلبی هم بیشتر است. تحقیقات آماری و مشاهده‌ای فقط و فقط می‌توانند، به ما کمک کنند تا تئوری‌هایی را بسازیم. حتی بهترین تحقیقات آماری هم نمی‌توانند درستی تئوری‌ای را اثبات کنند. تئوری «چربی – کلسترول – بیماری قلبی» نیز فقط و فقط یک تئوری اثبات نشده بوده. اما بنا به دلایلی که در ادامه خواهیم دید، این تئوری به‌عنوان یک «وحی علمی» در بین مردم و دکترها پذیرفته‌شده است.

رژیم کم‌چربی خوب است، اما برای بقیه

آنسل کیز (پدر رژیم ضد چربی) توصیه می‌کرد که مردم مصرف چربی را به کمتر از ۱۵ درصد و مصرف چربی اشباع‌شده را به کمتر از ۴ درصد کاهش دهند. خبرنگاران در یکی از کنفرانس‌های خبری از آقای «آنسل کیز» پرسیدند: «چرا خودتان از رژیم پیشنهادی‌تان پیروی نمی‌کنید و صبحانه رو با تخم‌مرغ شروع می‌کنید و هفته‌ای چند بار استیک می‌خورید؟» آقای کیز در جواب گفت: «رژیم کم‌چربی بهترین است، اما نمی‌شود زیادی سالم زندگی کرد و باید از زندگی لذت هم برد.» به عبارتی: «رژیم کم‌چربی خوب است، اما برای بقیه.» بهترین توصیه‌ای که قابل‌اجرا نباشد، مثل اسکناس خیس، بی‌ارزش است.

من تضمین می‌کنم که اگر روزی ۳۰۰ کالری بخورید و ۱۲ ساعت ورزش کنید لاغر خواهید شد. صد درصد تضمینی ... اما چنین کاری شاید از یک درصد مردم هم برنیاید. هرچند کم نیستند دکترهای تغذیه‌ای که خودشان هرگز حاضر نیستند به توصیه‌های خنده‌دار خودشان عمل کنند، اما وقتی بیمارشان نمی‌تواند عمل کند، فوری بر بیمارشان برچسب، بی‌اراده بودن و تنبل بودن و پرخوری می‌زنند. به عبارتی می‌گویند «توصیه من که قاعدتاً همیشه درسته و باید درست جواب بده، تو عرضه نداری آن را اجرا کنی.»

از همان ابتدا یک جای کار می‌لنگید

در همان دورانی که تئوری «ضد کلسترول و چربی» در حال رشد بود، مقالات و آمار زیادی اشتباه بودن این تئوری را نشان می‌دادند. به عنوان مثال:
در مقاله‌ای که در سال ۱۹۶۵ در ژورنال «لَنسِت» با نام The British Dietary Trial چاپ شد، دو گروه مورد تحقیق قرار گرفتند. گروه اول مصرف گوشت و شیر پرچرب و چربی و تخم‌مرغ را کاهش دادند و گروه دوم در یک رژیم معمولی بودند، کلسترول در گروه اول کم شده بود ولی هیچ تفاوت معناداری در میزان بروز بیماری قلبی در این دو گروه به وجود نیامده بود.

پایان افسانه کلسترول، چربی و نمک – فصل دوم

در مقاله‌ای به نام British Secondary Prevention Trial که در سال ۱۹۶۵ در ژورنال «BMJ» چاپ‌شده است، تحقیق روی مردانی انجام شد که از یک سکته قلبی جان سالم به در برده بودند. محققان آن‌ها را به سه دسته تقسیم کردند. گروه اول روغن ذرت (چربی اشباع‌نشده چند پیوندی) مصرف کردند و گروه دوم روغن زیتون (چربی اشباع‌نشده تک پیوندی) و گروه سوم چربی حیوانی (چربی اشباع‌شده). بعد از ۱۰ سال ۵۲ درصد از گروه اول همچنان زنده بودند. ۵۷ درصد از گروه دوم و ۷۵ درصد از گروهی که چربی‌های اشباع‌شده می‌خوردند، همچنان زنده بودند. همان چربی‌اشباع‌شده‌ای که به‌عنوان چربی مضر تبلیغ شده بود.

در سال ۱۹۶۹ در تحقیقی موسوم به Minnesota Coronary Trial افراد به دو گروه تقسیم شدند. گروه اول رژیم معمولی پرچرب رایج را می‌خوردند و گروهی دیگر یک رژیم کم‌چرب با مقدار بسیار کم چربی اشباع‌شده و مقادیر زیاد سبزیجات. در گروه دوم سکته قلبی حتی کمی بیش از متوسط جامعه بود.

در سال ۱۹۷۳ در تحقیقی موسوم به Sydney Diet-Heart Study روی دو گروه تحقیق صورت گرفت. گروه اول چربی اشباع‌شده حیوانی مصرف می‌کردند و گروه دوم چربی‌های گیاهی مایع و اشباع‌نشده. تعداد مرگ‌ومیر ناشی از بیماری قلبی در گروه دوم بیشتر از گروه اول بود.

می‌توان به تحقیقات زیادی اشاره کرد ولی حوصله‌تان را سر نمی‌برم. نتایج تحقیقات باعث ایجاد سه‌دستگی شدیدی بین محققان شده بود. محققانی که باور داشتند چربی باعث بیماری قلبی است، محققانی که مطمئن بودند چربی هیچ ارتباطی با بیماری قلبی ندارد و محققانی که هنوز نمی‌دانستند چه موضعی را اتخاذ کنند.

گری تابس که پراعتبارترین ژورنالیست تاریخ در زمینه‌ی تغذیه است در کتاب بی‌نظیر خود به نام «Good Calories Bad Calories» در هشت فصل اول به گردآوری تمامی تحقیقات درزمینه‌ی چربی و کلسترول پرداخته است و تاریخ بسیار کاملی از تحقیقات مربوط به تئوری «ضد کلسترول و چربی» ارائه کرده است. حتماً خواندن این کتاب با ارزش را توصیه می‌کنم.

تنها شرکت‌کننده، همیشه برنده است

در بحبوحه‌ی اوج توجه مردم، رسانه‌ها، نهادهای دولتی و تحقیقاتی به بیماری عروقی، کسانی که از تئوری «چربی – کلسترول – بیماری قلبی» حمایت می‌کردند، یک تئوری‌ای داشتند که می‌گفت خوردن چربی‌های اشباع‌شده باعث افزایش کلسترول و افزایش خطر بیماری کرنری قلبی می‌شود.

اما مخالفان تئوری «ضد چربی و کلسترول»، فقط می‌دانستند که این تئوری یک اشتباه محض است، ولی هیچ تئوری جایگزینی برای علت ایجاد بیماری عروقی نداشتند. بنابراین تئوری «ضد چربی و کلسترول» بدون هیچ تئوری رقیبی توانست خودش را در بین مردم و دکترها جا بیندازد.

این بخش را حفظ کنید. «تنها شرکت‌کننده، همیشه برنده خواهد بود». مثلاً هنگامی‌که افراد از دکترشان در مورد بیماری قلبی مشاوره می‌خواستند، اکثر دکترها ترجیح می‌دادند به‌جای اینکه هیچ ایده‌ای در مورد بیماری قلبی نداشته باشند، به همان یک تئوریِ ناقص و احتمالی بچسبند. این مهم‌ترین عاملی است که باعث می‌شود یک تئوری اثبات نشده و اشتباه به‌صورت گسترده در یک نسل از پزشکان جا بیفتد. وقتی فقط یک تئوری وجود داشته باشد و رقیبی هم نداشته باشد، موردپذیرش قرار می‌گیرد.

نظر نداشتن همیشه بهتر از داشتن نظرات نادرست است. بزرگترین مشکل اینجاست که نمی‌توان نظری نداشت. متخصصان مجبورند حتما نظری داشته باشند و اگر نه متخصص بودنشان از بین خواهد رفت. هرچند فقط نوابغ قادرند فشار ذهنی نظر نداشتن و قضاوت نکردن را تحمل کنند --- توماس جفرسون

افسانه‌ای در حمایت از یک افسانه دیگر

در آن دوران چاقی هم، روند رو به رشدی را شروع کرده بود و یک نگرانی عمومی شده بود. بنابراین این سؤال مطرح شد که «چرا چاق می‌شویم؟». مردم از

پایان افسانه کلسترول، چربی و نمک - فصل دوم

محققان و متخصصان انتظار داشتند راهکاری برای این سؤال ارائه کنند. بااینکه هنوز جواب درست و علمی برای آن وجود نداشت، اما براساس قانون کالری‌ها، آنچه بدیهی به نظر می‌رسید، آن بود که احتمالاً مردم بیشتر از حد نیاز می‌خورند. بنابراین توصیه شد که بهتر است کمتر بخورند و انرژی بیشتری بسوزانند. تمام افسانه‌ها زمانی شکل می‌گیرند که متخصصان جوابی ندارند ولی مردم انتظار جواب دارند.

از طرفی چون هر گرم چربی ۹ کالری دارد، درحالی‌که هر گرم کربوهیدرات (مواد قندی و نشاسته‌ای) و هر گرم پروتئین فقط ۴ کالری، بنابراین به مردم توصیه شد که بهتر است مصرف چربی را کم کنند تا انرژی کمتری وارد بدن شود. این موضوع که «چاق شدن به دلیل زیاد خوردن است» آن‌قدر بدیهی به نظر می‌رسید که کسی آن را به چالش نمی‌کشید، همه فکر می‌کردند راه‌حل درست را پیداکرده‌اند. حالا این وظیفه مردم بود که با اراده خود این توصیه را در زندگی پیاده کنند.

می‌دانیم که چاقی با بسیاری از بیماری‌ها مانند بیماری عروقی ارتباط دارد و همواره گفته‌شده که افراد داری اضافه‌وزن ریسک بالایی در ابتلا به بیماری‌های مزمن دارند. پس همه می‌دانستند اگر لاغر شوند ریسک بیماری‌های دیگر را هم کاهش می‌دهند. راز لاغری چه بود؟ کاهش مقدار کالری‌ها و کاهش چربی‌ها و پرهیز از غذاهای پرچرب و پرکالری. پس این تأیید محکمی برای نظریه «مضر بودن چربی» به نظر می‌رسید و اگر از دکترتان بپرسید، که چرا فکر می‌کند چربی باعث بیماری می‌شود. رایج‌ترین جواب این است که چربی باعث چاقی می‌شود و چاقی باعث بیماری، پس چربی باعث بیماری است. «افسانه کالری‌ها»، «ترس از چاق شدن» و «ترس از پرکالری بودن غذاها پرچرب» باعث شد که مردم و رسانه‌ها، چربی را به‌عنوان دشمن شماره یک سلامت بپذیرند و هیچ شکی به تئوری «ضد چربی و کلسترول» وجود نداشته باشد و این افسانه یک‌بار برای همیشه حتی در بین پزشکان نیز پذیرفته شود.

توجیه اقتصادی برای ترویج «افسانه‌ای علمی»

خانم «نینا تایکلز» در کتاب بسیار عالی و پرفروش خود به نام «TheBigFatSurprise» که به‌نوعی یک کتاب «تاریخ تغذیه معاصر» است، شرح می‌دهد: وضعیت بد سلامت امروز در دنیا را می‌توان به سیاست‌های اقتصادی آمریکا پس از جنگ جهانی دوم و خصوصاً زمان ریاست جمهوری نیکسون و سناتوری آقای مک‌گاورن ارتباط داد.

در آن زمان آمریکا می‌خواست هزینه خوردوخوراک جامعه را به‌شدت کاهش دهد و اقتصاد ورشکسته خود را سروسامانی دهد. بنابراین برای تبلیغ محصولات ارزان‌قیمت تولیدشده از کربوهیدرات‌ها به‌جای مصرف محصولات حیوانی، «هرم غذایی» معروف را تدوین کرد. در هرم غذایی توصیه‌شده بود که مردم برخلاف روال زندگی همیشگی خود، بخش عمده‌ی غذاهایشان را از کربوهیدرات‌ها تأمین کنند. همچنین دولت‌ها به حمایت شدید از روغن‌های ارزان‌قیمت گیاهی، به‌عنوان جایگزین روغن‌های گران‌قیمت حیوانی پرداختند.

مادران و سرپرستان خانواده هم بسیار سریع، این توصیه را قبول کردند چراکه باعث کاهش هزینه‌های زندگی می‌شد.

نباید پرسید چرا غذاهای سالم گران هستند! از خودتان بپرسید چرا غذاهای به‌دردنخور تا این حد ارزان‌اند؟ چون تنها حالتی که بتوان غذاهای بی‌کیفیت را در سفره مردم جا داد، وسوسه کردنشان با قیمت ارزان این محصولات است.

سناتور وارد عمل می‌شود

آیا می‌دانید صدسال پیش، دقیقاً آن زمان که مردم سالم‌تر بودند و بیماری دیابت و چاقی و سرطان بسیار نادر بود مردم از چه نوع دستورالعمل‌های تغذیه‌ای پیروی می‌کردند؟؟ هیچ دستورالعملی. آن‌زمان هنوز هیچ سازمان و گروهی نبود که بخواهد برای مردم تعیین کند بهتر است چی بخورند و یا از چه چیزی پرهیز کنند. مردم خودشان برحسب سالیان سال تجربه‌ی به ارث رسیده و برحسب «حکمت جمعی» یا «طب سنتی» می‌دانستند دقیقاً چه بخورند تا سالم بمانند.

اما به یکباره در حدود ۱۹۷۰ سناتور مک‌گاورن دست به کار شد تا اولین دستورالعمل‌های تغذیه‌ای آمریکا و دنیا را ایجاد کند تا به مردم بگوید بهتر است به‌جای چربی، کربوهیدرات بخورند و به جای چربی حیوانی از چربی‌های گیاهی استفاده کنند.

تئوری «ضد کلسترول» و جایگزینی چربی‌های حیوانی با کربوهیدرات‌ها و روغن‌های گیاهی یک صرفه‌جویی بزرگ اقتصادی بود. از طرفی یک تئوری برای کاهش بیماری عروقی و داغ‌ترین بحث پزشکی آن زمان بود و البته ظاهراً راه‌حلی برای لاغری و بیماری‌های مرتبط با چاقی هم بود!

با اینکه هنوز دودستگی شدیدی بین محققان وجود داشت، محققانی که تئوری «ضد چربی و کلسترول» را قبول داشتند، باور داشتند این تئوری هرچند اثبات نشده است ولی اگر بتواند کمکی به سلامت مردم بکند باید فورا اجرا شود و نباید ۱۰ سال منتظر شد تا این تئوری به اثبات برسد.

در جلسات تصویب هرم غذایی، محققان اظهار کردند که تاکنون ۸ تحقیقی که بر روی ۵۰۰۰ نفر انجام شده است، هیچ ارتباطی بین بیماری قلبی و چربی را ثابت نکرده‌اند. اما پاسخ سناتور این بود که: «من محقق نیستم و وقت ندارم صبر کنم تا شما تئوری‌ها را اثبات کنید، باید مردم را نجات داد.»

دوستی خاله خرسه

داستان دوستی خاله خرسه را همه می‌دانیم. دکتر هارلن، معاون بخش پیشگیری از بیماری‌ها، از سازمان NIH می‌گوید: «ما با نیت خوب به مردم توصیه کردیم که مصرف چربی و کلسترول را کاهش دهند و فکر می‌کردیم با این توصیه درصد چاقی و بیماری‌ها کاسته خواهد شد. اما متاسفانه برعکسش اتفاق افتاد. ما دچار عوارض پیش‌بینی‌نشده‌ی یک توصیه خیرخواهانه شدیم.»

دونالد فردیکسن از مدیران NIH که در آن زمان از منتقدان تنظیم دستورالعمل‌های «ضد چربی و کلسترول» بود گفت: «آیا آنقدر از عواقب یک رژیم پرکربوهیدرات خبر داریم که بخواهیم آن را به مردم توصیه کنیم؟؟ آیا می‌دانیم این تغییرات چه

عوارض پیشبینی‌نشده‌ای ممکن است برای مردم داشته باشد؟»

دکتر «هگستد» که از طرف سناتور مسئول تدوین اولین دستورالعمل‌های تغذیه‌ای آمریکا بود جواب داد: «سؤال این نیست که آیا باید مصرف چربی را کم کرد یا نه. سؤال این است که «چرا این کار را نکنیم؟» وقتی کاهش چربی‌ها و مصرف روغن نباتی به‌عنوان جایگزین حداقل ضرری ندارد چرا باید ۱۰ سال دیگر صبر کنیم تا یک تئوری اثبات شود.»

تمام اعضای خانواده باید شیر مادر بخورند

یک نمونه از عوارض پیش‌بینی نشده رژیم کم‌چربی را بررسی کنیم. حتی به فرض، تحقیقات نشان‌داده باشند که مصرف چربی برای مردان مسن مستعد بیماری قلبی خوب نیست، آیا درست است که آن را به زنان و بچه‌ها و جوانان هم تعمیم بدهیم و یک دستورالعمل کلی برای تمام افراد یک جامعه توصیه کنیم و از همه بخواهیم کم‌چرب بخورند؟ خوراندن یک رژیم کم‌چرب به کل اعضای یک خانواده فقط چون یکی از مردان مسن خانه مستعد بیماری قلبی است، دقیقاً مانند این است که در خانه‌ای که یک نوزاد وجود دارد، همه اعضای خانواده شیر مادر بخورند.

امروزه مادران دلسوز سعی می‌کنند از همان ابتدا با شیر کم‌چرب یا بقیه محصولات کم‌چرب بچه‌هایشان را مثلا سالم‌تر بزرگ کنند. ولی تمام تحقیقات بدون یک مورد استثنا نشان داده‌اند یک رژیم کم‌چربی در دوران رشد کودکان و نوجوانان باعث محدود شدن رشد قدی آنها می‌شود و استعداد چاقی و رشد عرضی را در آنها فعال‌تر می‌کند. کودکان برای رشد به مقدار زیادی، چربی و پروتئین نیاز دارند. تعمیم‌های اشتباه پایه‌ی بسیاری از «علم‌های کاذب» رایج است.

جوان هم جوان‌های قدیم!!! چون مادربزرگ‌های ما می‌دانستند اساس یک رژیم سالم برای رشد نوجوانان، گوشت، شیر، لبنیات، تخم‌مرغ و چربی‌ها هستند.

تحقیقاتی موسم به DISK که بزرگترین تحقیق برای آزمایش رژیم کم‌چربی روی کودکان و نوجوانان تا به امروز است، نشان می‌دهد: «نوجوانان با پیروی از رژیم‌های کم‌چربی دچار کمبود نیاسین، ویتامین E، تیامین، B12، زینک، فسفر،

کلسیم و منیزیم می‌شوند. همچنین باعث کاهش تمرکز و کاهش هوش و خلاقیت کودکان می‌شود. رژیم‌های کم‌چربی باعث افزایش رفتارهای کنترل نشده و خشونت در بین کودکان می‌شود، همچنین باعث فعال شدن استعداد چاقی کودکان می‌شود.

هر معیار و هر تحقیقی در دنیا را که ملاک قرار دهیم استفاده از رژیم کم‌چربی برای کودکان و نوجوانان درحال رشد، فاجعه است.

منتقدان باید حذف شوند

حالا دولت آمریکا و رسانه‌ها به حامیان اصلی تئوری بدون رقیب «ضد چربی و کلسترول» تبدیل شده بودند. دولت آمریکا سرمایه‌گذاری زیادی کرد تا در حمایت از سیاست‌های اقتصادی جدیدش، تحقیقات علمی زیادی را «تولید» کند.

منتقدان هم باید حذف می‌شدند. به‌عنوان مثال، وقتی «فیلیپ هندلر» مدیر سازمان NAS در برابر سناتور «مک‌گاورن» قرار گرفت و اذعان کرد که توصیه‌های سناتور اشتباه هستند و نمی‌توان بدون شواهد کامل این سبک زندگی جدید را به‌عنوان دستورالعمل‌های سلامت به میلیون‌ها نفر توصیه کرد، و با جان میلیون‌ها انسان بازی خواهد شد، اتفاقی برایش افتاد که احتمالاً برای تمام کسانی که بخواهند با فرد صاحب‌مقام و سناتور کشور مخالفت کنند، رخ خواهد داد. تمام بودجه‌های تحقیقاتی و مقامش را از او گرفتند و به کسی دادند که سیاست‌های جدید سلامت دولت را قبول داشته باشد.

در کمتر از چند سال تمام کسانی که در رأس امور و در مقام‌های مهم و گرداننده‌ی سازمان‌های بزرگ سلامت بودند را افرادی تشکیل دادند که موافق با سیاست‌های «غذایی– اقتصادی» جدید دولت آمریکا بودند.

همان‌طور که گری تابس نویسنده‌ی کتاب، «Why We Get Fat» می‌نویسد: «محققان می‌دانستند که اگر نتایجی که ارائه می‌کنند نتواند موضع دولت آمریکا را تأیید کند، بودجه تحقیقاتی از آن‌ها گرفته می‌شد و به کسانی داده می‌شد که مایل بودند تحقیقاتی موافق با مواضع دولت «تولید کنند»».

«جرج مَن» رئیس تحقیقی موسوم به «بیماری قلبی فریمیگهم» که بزرگ‌ترین

تحقیق در مورد اثر چربی روی بیماری عروقی تاکنون است، می‌گوید: «تئوری چربی و کلسترول و بیمای قلبی، بزرگ‌ترین خیانت علمی قرن بود. مخالفت با این توصیه‌ها به معنی توقف در بالارفتن از پلکان ترقی و به معنی از دست دادن تمام بودجه تحقیقاتی دولتی بود.»

«زباله‌های علمی» سرمایه‌گذار پسند

اما بودجه‌های تحقیقاتی خصوصی و غیردولتی چطور؟ بگذارید جوابش را با یک مثال نشان دهم.

در تحقیقی در سال ۲۰۰۷، که توسط «ژورنال بین‌المللی، علم غذا و دارو» به چاپ رسید[مرجع ۱] محققان سه دسته افراد را به‌طور تصادفی انتخاب کردند. در گروه اول رژیم‌شان را تغییر ندادند، گروه دوم را روی یک رژیم کم‌کربوهیدارت و پرچربی قرار دادند، و گروه سوم را روی یک رژیم کم‌چربی و کم‌کالری. گروه دوم و سوم هر دو وزن کم کردند. با این تفاوت که در گروه پرچربی مقدار چربی بیشتری آب شده بود و شاخص‌های خونی HDL، LDL و تری‌گلیسیرید، و کلسترول بهبود پیدا کرده ولی در گروه کم‌چرب، چربی‌خون بالاتر رفته بود و HDL کمتر شده بود.

نتیجه کاملاً قاطع است، گروه پرچربی نتایج بسیار بهتری بدست آورده بودند. اما آنچه در بخش نتیجه‌گیری این تحقیق نوشته شده است را بخوانیم: «تحقیقات ما نشان می‌دهد یک رژیم متعادل و کم‌چربی با کربوهیدرات متوسط می‌تواند راه‌حلی مناسبی برای حفظ سلامت باشد». ها؟ چی شد؟ چراااا؟ تنها حدسی که می‌زنم این است که با این نتیجه‌گیری محققان می‌خواستند نشان دهند که هنوز لیاقت دریافت بودجه تحقیقاتی از شرکت kellog، که سرمایه‌گذار این تحقیق بود، را دارند. Kellog شرکتی است که محصولات پرکربوهیدارت، کم‌چربی، کم‌کالری و کم‌کلسترول مثل special-K را تولید و تبلیغ می‌کند.

تحقیقات بسیار زیادی در حمایت از تئوری مصرف محصولات کم‌چربی وجود دارد که توسط شرکت‌های تولید محصولات کربوهیدراتی و یا تولیدکننده‌های روغن‌های ارزان قیمت گیاهی سرمایه‌گذاری شده‌اند. اما وقتی محققان، مستقل تک‌تک این مقالات را بررسی کردند، حتی یکی از این مقالات قابل استناد نبودند

و از قبل طوری تنظیم شده بودند که نتایج دلخواه را تولید کنند. در مقاله‌هایی هم که نتایج دلخواه تولید نشده بود، نتایج طوری تعبیر می‌شدند که دلخواه شرکت سرمایه‌گذار باشد، مثل همین تحقیق بالا که برایتان مثال زدم. در بخش‌های بعدی به چند مثال از این تحقیقات خواهم پرداخت.

تولیدکنندگان «علم انبوه»

دنیای علم پر است از این‌گونه «علم‌های کاذب». یکی از ضرورت‌های سالم زندگی کردن، توانایی تشخیص و دور ماندن از «زباله‌های علمی» است. به نظرتان وقتی روزنامه‌نگاری برای انتشار یک مطلب، سراغ یک مقاله علمی می‌رود، آیا به خود زحمت می‌دهد تا وارد جزئیات و عددها شود؟ نه. اغلب، مقاله‌نویس‌های سایت‌ها، مجلات، روزنامه‌ها و «تولیدکنندگان علم انبوه» صرفا برایشان این مهم است که مطلبی از یک جا را با تیتر داغ نقل کنند. آن‌ها صرفا بخش نتیجه‌گیری مقالات را می‌خوانند و کمی با پیاز داغ بیشتر برای مخاطبانشان تیتر می‌زنند. قسمت نتیجه‌گیری مقالات دقیقا همان بخشی است که فارغ از عددهای واقعی حاصل از تحقیق، آنطور که محققان و احتمالا اسپانسرها می‌خواهند تعبیر و نوشته می‌شوند.

هرگز اطلاعات سلامت‌تان را از جاهایی بدست نیاورید که کارشان تولید و نشر «اطلاعات انبوه» است و هر روز اطلاعات متنوع و زیادی را برای شما تولید می‌کنند. اطلاعات‌تان را فقط و فقط از جاهای تخصصی بدست بیاورید تا از «زباله‌های علمی» به دور بمانید. اگر کم بدانید اما درست، خیلی بهتر است تا مقدار خیلی زیادی «چرندیات ظاهرا علمی» را مطالعه کرده باشید. یادم نیست کانال کدام دکتر تغذیه بود که چند وقت پیش مقاله‌ای گذاشت، که: «محققان دریافتند مصرف هفتگی یک یا دو وعده پیتزا و فست‌فود به پیشگیری از دیابت کمک می‌کند». (البته یادم هست کی بود، از معروف‌ترین دکترهای تغذیه ایران هم بود، ولی اینجا نمی‌شود اسم برد!)

عمیق‌تر شدن ریشه علف‌های هرز

باور به مضر بودن چربی و باور مردم به اینکه برای تناسب‌اندام باید کالری‌های مصرفی خود را کاهش دهند، باورهای هرزی هستند که در بین مردم ریشه دوانده

است و تبلیغات و شرکت‌های بازرگانی ریشه این علف‌های هرز را عمیق‌تر کرده‌اند.

زمانی که ۵۰ سال پیش مردم به‌اشتباه به این باور رسیدند که برای سلامت و تناسب‌اندام باید مصرف کالری‌ها و همچنین چربی‌ها را کم کنند، شرکت‌های تولید مواد غذایی به‌سرعت اقدام به تولید محصولات کم‌چرب و کم‌کالری و کم‌کلسترول کردند، چون چیزی بود که به‌شدت خریدار پیداکرده بود و تقاضا زیاد بود. زمانی که کارخانه‌های تولید مواد غذایی همواره برای جلب نظر مشتریان، محصولات کم‌چرب‌تر و کم‌کالری‌تر خود را تبلیغ می‌کنند، مردم با خود می‌گویند اگر خوردن چربی خوب بود شرکت‌ها برای تولید محصولات کم‌چرب‌تر و کم‌کلسترول‌تر رقابت نمی‌کردند. هر چه این باور در بین مردم عمیق‌تر می‌شود، شرکت‌ها محصولات خود را کم‌کالری‌تر و کم‌چرب‌تر و کم‌کلسترول‌تر می‌کنند و بیشتر تبلیغ می‌کنند تا سود بیشتری به دست آورند. این چرخه‌ی منفی، دور شدن از این باورهای اشتباه را محال نه، ولی بسیار دشوارتر می‌کند.

تاثیری که تجارت، سیاست و شرکت‌های تجاری در شکل‌گیری «خرافات علمی» جامعه دارند بسیار، بسیار، بسیار فراتر از چیزی است که تصور کنید.

اگر دکترها قبول کنند فروش بیشتر می‌شود

بعد از جا افتادن تئوری «ضد چربی» بسیاری از شرکت‌های تجاری وارد عمل شدند. شرکت تولیدکننده روغن ذرت مازولا، عملاً روغن‌هایش را به‌عنوان یک درمان برای بیماری قلبی تبلیغ می‌کرد. سیلی از شرکت‌های تجاری که با رقابت تنگاتنگ به تبلیغ محصولات کم‌کالری، کم‌چربی و کم‌کلسترول می‌پرداختند، تئوری «ضد چربی و کلسترول»، که فقط و فقط یک تئوری بود را به‌عنوان یک «وحی علمی» بین مردم جا انداخت.

برخی شرکت‌های باهوش‌تر در کنار تمرکز بر مردم، بر روی اطلاع‌رسانی به دکترها تمرکز کردند. شرکت هلدینگ P&G بزرگ‌ترین تولیدکننده‌ی «روغن‌های هیدروژنه» «کره‌های مارگارین» و محصولات مشابه دیگر در آمریکا بود. این شرکت اولین و بزرگ‌ترین حامی مالی AHA (سازمان قلب آمریکا) بود. تمام بودجه سال‌های اولیه AHA از طریق این شرکت تأمین می‌شد. این شرکت با تأیید AHA

روی دکترها تمرکز کرد و کتاب‌هایی مانند کتاب «قلب شما ۹ جان دارد»، در مورد فواید استفاده از روغن‌های گیاهی و هیدروژنه، را به صورت رایگان بین هزاران دکتر توزیع کرد و به پزشکان نسل‌های اول آموزش داد تا کلسترول و چربی حیوانی را بد بدانند.

جالب است بدانید، اولین بار مارگارین (کره گیاهی!!!) برای مصارف صنعتی و تولید صابون، تولید شد و بعد کشف شد که می‌توان آن را خورد.

دکتر پینوکیو: خیار عامل ایجاد کبد چرب است

یک مثال دیگر از نحوه تولید «زباله عملی» بزنم. محققان در تحقیقات خود کشف کردند، اگر به عده‌ای از مردم، رژیمی حاوی خیار و ویسکی زیادی تجویز کنند آنها در مدت کوتاهی دچار بیماری کبدچرب و حتی «سرطان شصت پا» خواهند شد. تحقیقات دیگری نشان داد اگر به عده‌ای خیار و الکل خالص تجویز شود، در مدت کوتاهی دچار کبد چرب و سرطان شصت پا خواهند شد. تحقیقات دیگری نشان داد اگر به عده‌ای خیار و تکیلای زیادی تجویز شود آنها دچار کبد چرب می‌شوند. نتایج این تحقیقات در نهایت نشان می‌دهد اگر به مردم توصیه کنیم خیار زیاد بخورند و یا الکل زیاد بخورند دچار کبد چرب می‌شوند. اما یک چیزی درست نیست، نه؟

خیار عاملی بی‌گناه در ابتلا به بیماری است. «گروه کردن» یکی از ترفندهایی است که محققان برای اثبات نظریه‌هایشان استفاده می‌کنند. به‌عنوان مثال می‌دانیم که «چربی‌های اشباع‌شده هیدروژنه و نباتی جامد» و «مصرف کربوهیدرات زیاد» اثر منفی بر سلامت دارند. از طرفی مصرف چربی‌های اشباع‌شده حیوانی عامل مثبتی در سلامت هستند ولی در تمام تحقیقاتی که نشان‌داده‌اند چربی‌های اشباع‌شده حیوانی مضر هستند، همیشه چربی‌های اشباع‌شده‌ی حیوانی را همراه با چربی‌های نباتی اشباع‌شده‌ی جامد که برای سلامتی سم هستند، را در یک دسته قرارداده‌اند و ثابت کرده‌اند این دسته با هم باعث بیماری می‌شوند. در بسیاری از کتاب‌ها این توصیه را می‌خوانید: «از چربی‌های اشباع شده مانند چربی حیوانی، دنبه، کره حیوانی، کره گیاهی، روغن‌های هیدروژنه و نباتی جامد پرهیز کنید». بااینکه هر شش مورد اشاره شده چربی اشباع‌شده هستند، اما هرگز نباید آنها را در یک دسته قرار داد.

دکتر «دوایت لاندل» در کتاب «درمان بیماری قلبی» می‌گوید: «افرادی که به جمع‌آوری شواهد برای اثبات تئوری «ضدچربی» مشغول‌اند، تقریباً در تمام آزمایشات خود مقادیری از چربی‌حیوانی را به همراه مقادیر زیادی نشاسته، قند و روغن نباتی به مردم داده‌اند. اگر قرار است واقعاً یک رژیم پر از چربی حیوانی را آزمایش کنیم، باید تمام قند و مواد نشاسته‌ای ساده و روغن نباتی مضر را هم حذف کنیم تا باعث نشود نتیجه آزمایش به نفع مدافعان تئوری «ضد کلسترول و چربی» تغییر کند.»

گوشت قرمز و سرطان

یکی دیگر از باورهای مردم این است که مصرف گوشت قرمز باعث ایجاد سرطان روده می‌شود. در تحقیقی که این موضوع را به ظاهر کشف کرد و سال‌های سال باعث ایجاد این باور غلط در بین مردم شد، محققان گوشت قرمز، سوسیس و گوشت‌های فراوری شده و «گوشت سرخ شده در روغن گیاهی» را در یک دسته قرار داده بودند و این دسته موادغذایی، همه با هم باعث افزایش سرطان روده می‌شوند. اما وقتی محققان دیگری گوشت قرمز را به صورت کاملاً مستقل مورد تحقیق قرار دادند، گوشت قرمز یک عامل بی‌گناه در ابتلا به سرطان روده بود.

در کتابی به نام «دکتر پینوکیو و دروغ‌های علمی» که در دست نگارش دارم ، به صورت کامل به نحوه تولید و تشخیص «علم خرافی» از «علم واقعی» می‌پردازم.

حرفتان علمی است، ولی من نمی‌توانم قبول کنم

جمله معروفی وجود دارد که می‌گوید: «غیر ممکن است فهماندن حقیقت به کسی که منافعش در نپذیرفتن حقیقت است».

AHA سازمان قلب آمریکا است و شاید فکر کنید چنین سازمان‌هایی باید بهترین اطلاعات را در مورد سلامت قلب به شما بدهند. اما برعکس. بیش از چند دهه است که AHA بعد از آنکه در دهه ۱۹۵۰ به ریاست «آنسل‌کیز» تئوری «چربی و کلسترول و بیماری قلبی» را به‌عنوان دلیل اصلی بیماری قلبی سرلوحه قرار داد، برچسب تاییدی را به شرکت‌های تولیدکننده محصولات غذایی می‌فروشد. این برچسب تأیید و استاندارد، مثلاً قرار است به مردم نشان‌دهد که محصولی

پایان افسانه کلسترول، چربی و نمک – فصل دوم

که می‌خرند طبق استانداردهای AHA برای عروق قلبی سالم است. این برچسب چندین دهه است که به محصولاتی داده می‌شود که کم‌چرب هستند. جالب است که حتی محصولات فوق‌العاده مضر که پر از قند و کربوهیدرات‌های ساده هستند مثل «پرک‌های صبحانه» این نشان «سلامت!!!!» را دریافت می‌کنند. این محصولات بعد از دریافت این تأییدیه اجازه دارند روی محصول و در تبلیغات‌شان از ادعای «کم‌چربی» و «کم‌کلسترول» استفاده کنند و به نوعی مردم را به خرید ترغیب کنند و خودشان را از رقبا متمایز کنند.

بخش عمده‌ای از بازار را محصولات کم‌چرب تحت تسلط خود قرار داده‌اند. اگر AHA قبول کند که تا به حال اشتباه کرده است، باید برچسب تأییدش را از روی تمام محصولات کم‌چرب و پرکربوهیدرات بردارد و مواضعش را صدوهشتاد درجه تغییر دهد، میلیاردها درآمدش و مهم‌تر از آن اعتبارش به یکباره نابود خواهد شد. بنابراین این سازمان‌ها سعی می‌کنند به جای پذیرش کامل حقایق، هر چند سال یکبار و بسیار آهسته مواضع‌شان را تغییر دهند. به‌هرحال آب از چشمه گل‌آلود است.

در فصل بعد یکی دیگر از مواضع AHA و سازمان قلب آمریکا که در مورد تخم‌مرغ و بیماری عروقی است را بررسی خواهم کرد، که خنده‌دارتر هم هست.

ولی پیش از اینکه به سراغ فصل بعد برویم می‌خواهم یک نمودار را ببینیم که نشان دهنده روند رشد چاقی، دقیقا از زمانی که سناتور دستورالعمل‌های تغذیه‌ای کم‌خرج و «زباله‌های علمی» را به زور وارد دنیای علم کرد، تا به امروز است.

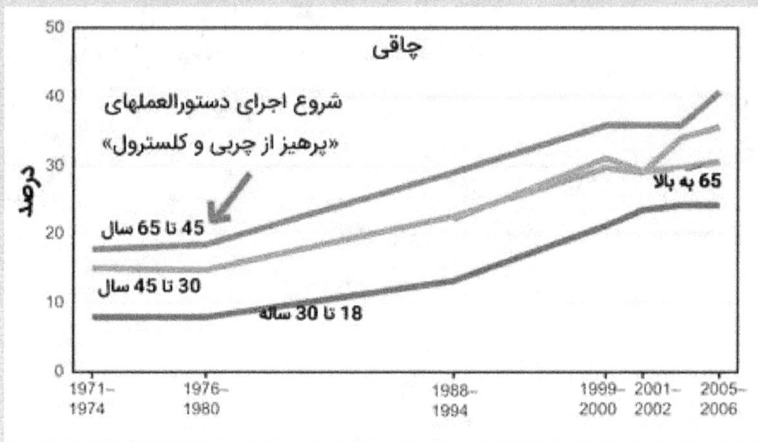

«تحقیق کار ساده‌ای است که می‌توان به محقق‌ها سپرد، اما تحلیل و تعبیر نتایج تحقیقات فقط از عهده مغزهای متفکر و نوابغ آن حوزه برمی‌آید»

–– کتاب «چگونه با آمار دروغ بگوییم»

بزرگ‌ترین تحقیق تاریخ درزمینه‌ی چربی و بیماری قلبی

دکتر «گراولین» می‌گوید: «در ده سال گذشته به‌وضوح می‌دانیم که مقصر شناخته شدن کلسترول و چربی. به‌عنوان عامل بیماری‌های عروقی چیزی نیست به‌جز حیله‌ی زنده نگه داشته شده توسط شرکت‌های بزرگ دارویی.»

بزرگ‌ترین مشکل علم

افرادی که اعتقادی بیش‌ازحد به تئوری‌های خود دارند، نه‌تنها در کشفیات و قضاوت‌های خود، بلکه در مشاهدات خود نیز اشتباه می‌کنند. وقتی پدیده‌ای را مشاهده می‌کنند، تنها آن بخش‌هایی را که نظریه‌شان را تأیید می‌کند، می‌بینند. فقط نتایجی را بدست می‌آورند که نظریاتشان را تأیید کند. آن‌ها قادر نیستند نتایج و حقایقی را که ضد تئوری‌شان را تأیید می‌کنند، ببیند و حقایق مهمی را از

دست می‌دهند. این افراد تنها تلاش‌شان این است که تئوری خودشان را درست نشان دهند و هر طور ممکن است اشتباهاتی را در تئوری‌های رقیب پیدا کنند. این بزرگترین مشکل علم است.

(کلاد برنارد- کتاب «مقدمه‌ای بر تحقیقات تجربی داروها»)

دکتر پینوکیوها و دروغ‌های علمی

محققان با درست فرض کردن یک تئوری، خودشان را در دنیای آینده قفل می‌کنند، بدون اینکه تمایلی داشته باشند بدانند آیا این تئوری درست است یا نه.

دامی که اکثر مردم (و محققان بد) در آن گرفتار می‌شوند این است که به‌محض اینکه فکر می‌کنند پاسخ سوالی را یافته‌اند، از دیدن بقیه نکات چشم‌پوشی می‌کنند. طرز فکر رایج در بین مردم این است که اگر نظریه و ایده‌هایشان بتواند دلیلی برای اکثر مشاهداتشان ارائه دهد آن نظریه و فکر را به‌عنوان یک باور قبول می‌کنند و قدم‌های بعدی را در ادامه آن باور برمی‌دارند و موضوعاتی که توضیحی برایش ندارند را به‌حساب «استثنا»های آن قانون یا نظریه قرار می‌دهند. این افراد سعی می‌کنند «تا جای ممکن بدون توجه به نظرات ضد نظریه‌شان، به گردآوری نتایجی بپردازند که به هر نحوی نظریه‌شان را تأیید می‌کنند».

اما نوابغ دقیقاً برعکس عموم افراد، به استثناها دقت می‌کنند. نوابغ همواره در جستجوی پیدا کردن حالت‌هایی هستند که نظریه کنونی، پاسخی برایش ندارد و سعی می‌کنند نظریه‌های قوی‌تری ارائه کنند تا بتوانند تمام حالت‌ها را پوشش دهد و این نظریه‌های قوی‌تر هستند که منجر به کشف کلید اصلی معما می‌شوند.

قو مشکی

این مدل فکرکردن و تمرکز روی استثناها، را آقای «نسیم نیکولاس طالب» تفکر «قو مشکی» می‌نامد. این محقق فوق‌العاده برجسته در حوزه آمار و منطق و تحلیل آمار، در کتاب استثنایی و بی‌نظیر خود به نام «The Black Swan»، که مطالعه آن را شدیداً توصیه می‌کنم، توضیح می‌دهد که اگر نظریه‌ای داشته باشیم که

بگوید «تمام قوها سفید هستند» اما دسته‌ای قو پیدا کنیم که مشکی هستند (درواقع در جنوب استرالیا قوهایی با رنگ مشکی هم وجود دارند)، عموم مردم آن را جز استثناها قرار می‌دهند و زحمت تغییر نظریه را به خود نمی‌دهند، عده دیگری به‌جای اینکه نظریه اشتباه را تغییر دهند، سعی می‌کنند ثابت کنند، آن قوهای جدیدی که پیداکرده‌ایم اصلاً قو نیستند و با تمام قوا برای حفظ نظریه‌های قبلی خود با واقعیت می‌جنگند. اما برخورد درست این است که نظریه را دور بیندازیم و تعریف و نظریه بهتری ارائه کنیم، این شیوه تفکر نوابغ است. نوابغ از نقض شدن نظرات قبلی هراسی ندارند و همواره به دنبال تفسیرهای قوی‌تری هستند.

ژاپن یا آمریکا؟

مهم نیست چند تا قوی سفید برای اثبات نظریه‌مان جمع‌آوری کنیم، اگر قوهای مشکی برای نقض نظریه داشته باشیم، آن نظریه رد شده به حساب می‌آید.

به‌عنوان مثال تحقیقات نشان داده‌اند که کلسترول مردم ژاپن به طور متوسط کمتر از مردم کشورهایی مانند آمریکا است. از طرفی هم سکته قلبی در مردم ژاپن کمتر و طول عمرشان بیشتر است. نتیجه‌گیری بسیاری از مردم و «محققان بد» این است که: هر چه کلسترول کمتر باشد، مرگ‌ومیر کمتر خواهد بود! درسته؟ نه ...

وقتی به جای مقایسه اشتباه ژاپنی‌ها با آمریکایی‌ها، به مقایسه ژاپنی‌ها با خود ژاپنی‌ها بپردازیم می‌بینیم ژاپنی‌هایی که کلسترول بیش از ۲۴۰ دارند، بیشتر از ژاپنی‌هایی که کلسترول خون پایین دارند عمر می‌کنند.

ممکن است فرهنگ همکاری، آداب فرهنگی، همبستگی خانوادگی، خوردن بیشتر ماهی، آب‌وهوا، و بسیاری از عوامل در تولید نتایج تحقیق مقایسه ژاپن و آمریکا تأثیر داشته باشند. مقایسه‌های نادرست بدون در نظر گرفتن عوامل تأثیرگذار یکی از مسیرهایی است که منجر به تولید «زباله‌های علمی» می‌شود.

جمع‌آوری قوهای سفید

در زمان شکل‌گیری نظریه‌ی «چربی، کلسترول،بیماری عروقی» تحقیقات زیادی نشان می‌داد که این تئوری کاملاً اشتباه و حتی باعث مرگ زودرس است. حتی آن

زمان هم تعداد زیادی قوی مشکی کشف شده بودند. اما عده زیادی از محققان با بودجه‌های تحقیقاتی دولتی و شرکت‌های اسپانسر شروع به جمع‌آوری قوهای سفید بیشتر کرده بودند. آن‌ها تحقیقاتی را گردآوری کردند که از نظریه‌ی «ضد چربی و کلسترول» حمایت می‌کرد. تعداد این مقالات بیشتر از تعداد قوهای مشکی شده بود و این نکات با حمایت دولت آمریکا وارد دانشگاه‌ها هم شده بود. یادمان نرود که این تنها نظریه بود و نظریه‌ی رقیبی وجود نداشت. بنابراین این نظریه درهرحال بدون رقیبی برنده بود. هیچ نظریه‌ی رقیبی وجود نداشت که کسی بخواهد روی آن تحقیق کند و از آن حمایت کند و تنها نتایج تحقیقاتی که می‌توانست از مواضع دولت حمایت کند و بودجه تحقیقاتی را حرام نکند، اجازه چاپ می‌گرفتند.

جوزف جاد، بیوشیمیست مطرح در حوزه چربی‌ها می‌گوید «هر زمان علم کشف می‌کند که یکی از مواد استفاده‌شده در صنایع غذایی مضر است، شرکت‌ها آن‌قدر «تحقیقات بد» و متناقض تولید می‌کنند تا آب را گل‌آلود کنند تا نتوان هیچ نتیجه‌گیری قاطعی کرد.»

فرا تحقیق‌ها علم را دگرگون کرده‌اند

فرا تحقیق و تحقیق چیست؟ تحقیق به صورت خلاصه این است که موردی را روی یک جامعه آماری خاص آزمایش می‌کنند و مشاهدات و نتایج مختلف و شرح روش انجام تحقیق را به صورت یک مقاله منتشر می‌کنند. همگی دانشگاه رفتیم و به چشم دیده‌ایم که تحقیق‌ها چگونه انجام می‌شوند. (مثلاً یک دانشجوی ارشد یا دکترا با استادش یک موضوع انتخاب می‌کند و ایده و نظریه‌ای در ذهنش ایجاد می‌کند و بعد با کمی تحقیق یا حتی گاهی عددسازی نظریه‌اش را یک مقاله می‌کند که از طرف دانشگاه در کنفرانسی یا همایشی یا مجله‌ای چاپ می‌شود.)

در فرا تحقیق‌ها، محققان خود هیچ تحقیقی را انجام نمی‌دهند، بلکه تمام تحقیق‌های انجام شده در یک حوزه را جمع‌آوری می‌کنند و نتایجشان را تحلیل می‌کنند. آن‌ها بررسی می‌کنند که آیا شرایطی که یک تحقیق خاص انجام شده، شرایط درست و علمی بوده یا چه پارامترهایی در آن تحقیق‌ها ممکن است نادیده

گرفته شده باشد و با کنار هم قرار دادن تمام تحقیق‌های استاندارد صحت یک نظریه را تأیید را رد می‌کنند یا نتیجه‌گیری می‌کنند که نیاز به تحقیقات بیشتری وجود دارد.

سازمانی به نام کاکرین کلبریشن که اعضای آن از بهترین محققان مستقل دنیا انتخاب می‌شوند تأسیس شده است تا با روشی علمی و سیستماتیک به انجام فرا تحقیق‌ها بپردازد. به گزارش این سازمان بیش از ۹۶ درصد تحقیق‌ها کوچک‌ترین ارزش علمی ندارد. یعنی ۹۶ درصد تحقیقات «علم کاذب» هستند.

همان‌طور که در کتاب «چگونه با آمار دروغ بگوییم» از قول یک برنده جایزه نوبل آمده است: «تحقیق کار ساده‌ای است که می‌توان به محققان سپرد، اما تحلیل درست نتایج این تحقیقات فقط از عهده نوابغ و مغزهای متفکر یک حوزه برمی‌آید».

دگرگونی تکنولوژی

باید پذیرفت که تا پیش از باب شدن رایانه‌ها و کتاب‌خانه‌های مجازی، دسترسی به تحقیق‌های انجام شده در یک زمینه بسیار وقت‌گیر و دشوار بود. به‌عنوان‌مثال در سال‌های ۱۹۷۰ اگر محققی می‌خواست از نتایج تحقیقات دانشمندی دیگر مطلع شود، می‌باید از طریق کنفرانس‌های علمی در جریان کار دیگر محققان قرار می‌گرفت، سپس با نامه‌نگاری با آزمایشگاهی که مسئول انجام آزمایش بود، درخواست می‌داد که تحقیق و جزئیات عددهای به‌دست‌آمده در تحقیق را ببیند و سپس مقاله با پست برایش ارسال می‌شد. به عبارتی کاری که امروزه من و شما با یک جستجو در کمتر از ۱۰ دقیقه می‌توانیم انجام دهیم را در حداقل ۱۰ روز انجام می‌دادند.

۴۰ سال پیش محاسبه‌ی اولین رگرسیون عددی چند متغیره بر روی داده‌های آماری یک تحقیق چیزی بیش از یک هفته طول کشید. اما امروزه همان رگرسیون عددی چند متغیره کمتر از چند ثانیه توسط نرم‌افزارهای کامپیوتری محاسبه می‌شود.

امروزه فرا تحقیق‌ها با کنار هم قرار دادن تحقیق‌ها و جدا کردن تحقیق‌های معتبر از تحقیق‌های سربندی شده، به کشفیاتی رسیده‌اند که به‌صورت کامل باورهای عمومی در رابطه با سلامت را دگرگون کرده است. امروزه سرعت تولید علم به‌قدری

افزایش یافته که حتی دو سال پیش جز تاریخ محسوب می‌شود.

از طرفی دگرگونی تکنولوژی باعث شده تا روش‌های اندازه‌گیری و تحقیقات بهبود یابند. در دهه ۱۹۵۰ فقط نور علم بر کلسترول و انواع چربی‌ها تابیده بود. ولی امروزه حتی قادر هستیم لیپوپروتئین‌های حامل کلسترول را بر حسب اندازه تفکیک کنیم، که خواهید دید چطور همین تکنولوژی در قرن ۲۱ ام باعث دگرگونی علم شده است. چهل سال پیش بسیاری از چیزها مانند ApoB ،LDL-P و انسولین را نمی‌توانستیم اندازه‌گیری کنیم، اما امروزه می‌توانیم. تا قبل از دهه ۱۹۸۰ نمی‌دانستیم مقاومت به انسولین و سندرم ایکس چیست.

تحقیقاتی که تئوری «چربی – کلسترول – بیماری عروقی» را ثابت می‌کنند

سؤال: حدس بزنید چند تا تحقیق در دنیا وجود دارند که نشان می‌دهند چربی و کلسترول باعث بیماری قلبی می‌شوند؟

صفر. حیرت‌آور است، اما جواب درست صفر است. سه محقق به نام‌های «گری تابس»، نویسنده کتاب «کالری‌های خوب و کالری‌های بد»، «اوفی راونسکاو» نویسنده کتاب «باورهای نادرست در مورد کلسترول» و «مالکوم کندریک» نویسنده کتاب «حیله‌ی کلسترول»، در چند فرا تحقیق مستقل، در مجموع بیست سال، به بررسی تمام تحقیقات و ایده‌ها و نظریه‌ها در مورد چربی‌ها و بیماری عروقی پرداختند و نتایج بیش از چند صد تحقیق معتبر را در کنار هم قرار دادند. نکته حیرت‌آوری که کشف کردند این بود که حتی یک «تحقیق قابل استناد» در دنیا وجود ندارد که ثابت کند مصرف چربی و کلسترول باعث بیماری قلبی می‌شود.

چند فرا تحقیق دیگر

در فرا تحقیقی که در سال ۲۰۰۸ توسط FAO انجام شد، تمام تحقیقات تا آن زمان در مورد ارتباط چربی و بیماری عروقی در کنار هم مقایسه و بررسی شدند و نتیجه این شد که: «هیچ اثباتی وجود ندارد که مصرف چربی زیاد، باعث بیماری عروقی، یا سرطان یا حتی چاقی می‌شود».

در یک فراتحقیق دیگر در سال ۲۰۱۴ در کشور سوئد، تیمی بزرگ از متخصصان قلب در دو سال به بررسی ۱۶۰۰۰ مقاله درزمینه‌ی چربی پرداختند و در پایان نتیجه این شد که: «کاهش مصرف چربی نه‌تنها هیچ اثر پیشگیرانه‌ای برای بیماری عروقی، چاقی و دیابت و سرطان ندارد، بلکه ممکن است حتی باعث تشدید دیابت و چاقی شود.»

هر روز شمار این تحقیقات در حال افزایش است. در تحقیقی که همین چند روز پیش منتشر شد، محققان دانشگاه کالیفرنیا پس از تحقیق بر بیش از ۶۸ هزار نفری که به علت سن بالا در کهن‌سالی فوت کرده بودند دریافتند که مقدار «کلسترول بد!!!» هیچ تأثیری در طول عمرشان نداشته است. این تحقیق نشان داده است، که کاهش کلسترول با استاتین‌ها (داروهای کاهش کلسترول) هیچ اثری در افزایش طول عمر ندارند.

اگر «کلسترول بد» هیچ تاثیری بر طول عمر ندارد، چرا آن را کلسترول بد بنامیم!!!؟؟؟

تحقیقاتی که تبلیغ می‌شوند

تحقیقات بسیار بسیار زیادی وجود دارد که به‌وضوح نشان می‌دهند که کلسترول عامل بیماری عروقی نیست. از طرفی تحقیقات کاملاً غیراستانداردی نیز وجود دارند که از طرف شرکت‌های دارویی حمایت شده‌اند تا ثابت کنند، داروهای کاهش کلسترول مفید هستند. دسته اول تحقیقات احتمالاً توسط مردم شنیده نمی‌شوند. در عوض دسته دوم تحقیقات با حمایت و تلاش تبلیغاتی شرکت‌هایی که اسپانسر آن تحقیقات بوده‌اند در بوق و کرنا می‌شود، تا به گوش مردم و به‌خصوص پزشکان برسد. در پشت تحقیقاتی که نشان می‌دهند کلسترول ارتباطی با بیماری قلبی ندارد، سودی وجود ندارد. به تحقیق زیر توجه کنید.

این آمار را به یاد داشته باشید، در بخش‌های بعدی کتاب به کارمان می‌آید: در سال ۲۰۰۹، در مقاله‌ای که در AHJ منتشر شد، روی ۱۳۶۹۰۵ نفر از افرادی که به علت بیماری عروقی به بیمارستان مراجعه کرده بودند، تحقیق شد. میزان «کلسترول LDL» یا «کلسترول بد» در ۷۵ درصد از آن افراد در بازه‌ی سالم (کمتر از mg/

۱۳۰ dl) قرار داشت، و بیش از ۵۰ درصدشان «کلسترول LDL» بسیار مطلوبی (کمتر از ۱۰۰ mg/dl) داشتند.

دکتر «دوایت لاندل» می‌گوید: «افسانه کلسترول، زنده نگه داشته شده است چون پول زیادی در آن وجود دارد. شرکت‌های تولیدکننده داروی کاهش کلسترول (استاتین‌ها) تمام تلاش خود را برای زنده نگه‌داشتن این افسانه می‌کنند.»

به این نکته فکر کنید: تولید استاتین‌ها (داروهای کاهش کلسترول) سالانه چند ده میلیارد دلار سود دارد. این درآمد صرفاً منحصر به چند شرکت بزرگ و فقط از یک نوع دارو است. فکر کنید با حتی یک درصد از این سود، سالانه چند تحقیق کاذب را می‌توان مثل علف هرز و «زباله علمی» وارد دنیای علم کرد تا یک بیماری ساختگی به نام بالا بودن کلسترول داشته باشیم؟ آیا چند ده میلیارد دلار سود سالانه دلیلی منطقی برای زنده نگه داشتن یک افسانه نیست؟ چند هزار میلیارد دلار درآمد شرکت‌های تولید روغن مایع و محصولات کربوهیدراتی را به این عدد اضافه نکردم، خودتان اضافه کنید ببیند چه می‌شود.

کشف قوهای مشکی‌تر

در بیماری «بالا بودن ژنتیکی کلسترول» (فمیلیو هایپرکلسترولیمیا) مرگ‌ومیر افراد بالای ۶۰ سال به دلیل حمله قلبی به‌شدت زیاد بود و در مردان تقریباً ۵۰ درصد افراد از حمله قلبی می‌مردند. روی همین ایده بود که اوایل فکر می‌کردند بالا بودن کلسترول عامل بیماری قلبی است. این یکی از اصلی‌ترین شواهدی بود که باعث جا افتادن تئوری «ضد کلسترول» شد.

اما بعد از توجه به «قوهای مشکی» مشاهده شد که در افرادی که به دلیل بیماری تیروئید، دچار «هایپر کلسترولیمیا» (بالا بودن مزمن کلسترول) می‌شوند، میزان کلسترولشان آن‌قدر ارتباطی با میزان مرگ‌ومیر آن‌ها ندارد. این قوی مشکی این ایده را می‌دهد که شاید کلسترول عامل اصلی نیست.

در مورد بیماری بالا بودن ژنتیکی کلسترول در فصل‌های بعد صحبت خواهم

کرد، اما فعلاً باید بدانید که بدن این بیماران غیر از بالا بودن کلسترول، تفاوت‌های زیاد دیگری با بدن افراد معمولی دارد. به‌عنوان‌مثال می‌دانیم فاکتور انعقاد خون در این بیماران بسیار زیاد است. همین عامل باعث می‌شود که خونشان به‌راحتی و به سرعت لخته ببندد و راه عروق را سد کند.

مونیکا

بر اساس داده‌های یکی از بزرگ‌ترین تحقیقات آماری مربوط به بیماری قلبی، موسوم به MONICA، ارتباط مصرف کلسترول و بیماری قلبی مانند شکل زیر است. همان‌طور که می‌بینید، کشوری که کمترین میزان کلسترول را دارد، بیشترین میزان مرگ‌ومیر ناشی از بیماری قلبی را دارند. برای بقیه کشورها هم هیچ ارتباطی بین سطح کلسترول و مرگ و میر دیده نمی‌شود. تحقیق مونیکا از ۱۹۸۰ تا امروز دقیقاً آمار مربوط به مصرف چربی حیوانی و کلسترول ودیگر عوامل و بیماری قلبی عروقی را تحت نظر داشته. سوئیس که بیشترین مقدار سطح کلسترول را دارد، اما تعداد مرگ‌ومیر بیماری قلبی‌اش یک‌سوم انگلستان است.

این آمار فقط در مورد بیماری قلبی است و اگر تمام بیماری‌ها مثل دیابت، کبد

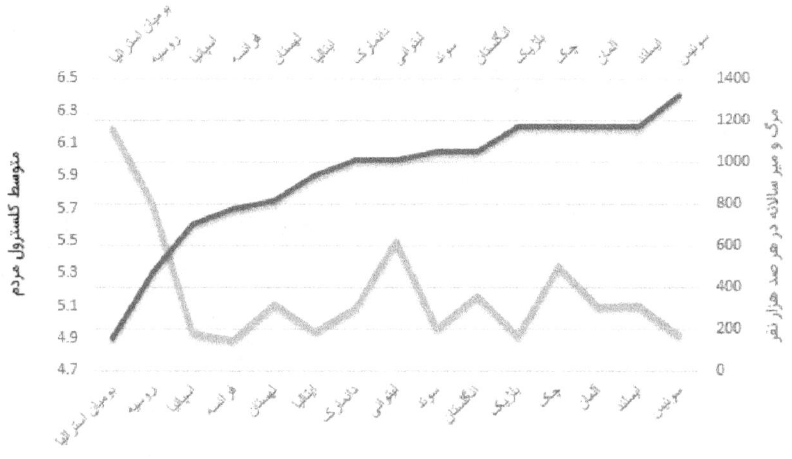

چرب، آلزایم، چاقی و غیره را در نمودار بیاوریم، براساس همین تحقیق مونیکا به‌وضوح هرچه مصرف چربی حیوانی بیشتر می‌شود مجموع بیماری‌ها کاهش پیدا می‌کند. اگر به آمار نگاه کنیم، آن‌هایی که چربی حیوانی بیشتری مصرف می‌کنند کلسترول کمی بیشتر دارند، اما مرگ‌ومیر ناشی از بیماری عروقی کمتر دارند. کشورهایی که مصرف چربی حیوانی‌شان ۷۰۰ درصد بیشتر است، نرخ بیماری قلبی کمتر دارند. فرانسه در اروپا بیشترین مصرف چربی حیوانی را دارد، اما بیماری قلبی‌اش یک‌هفتم اوکراین است، جایی که مصرف چربی و کلسترولشان کمتر است. «پارادوکس فرانسه» French paradox یکی از معروف‌ترین قوهای مشکی علیه تئوری «ضد چربی» است. متوسط کلسترول در سویس ۲۵۰mg/dl است اما در لیست، از نظر نرخ مرگ‌ومیر بیماری قلبی، یکی مانده به بهترین است.

روغن هویج باعث کاهش دیابت می‌شود

اگر به من یکی دو سال زمان بدهند می‌توانم کاملاً علمی ثابت کنم که روزی سه بار خوردن روغن هویج (یا هر ماده دیگری که شما بخواهید) باعث جلوگیری از بیماری دیابت می‌شود. چطور؟ فرض کنیم از امروز در تلویزیون اعلام و تبلیغ کنیم که خوردن سه وعده در روز، روغن هویج (یا هر ماده‌ی غذایی بی‌اثر) باعث کاهش ریسک بیماری دیابت می‌شود. اگر یک سال بعد در مورد اثر خوردن روغن هویج تحقیق کنیم مسلماً خواهیم دید، افرادی که روغن هویج مصرف کرده‌اند بسیار سالم‌تر از بقیه مردمی هستند، که روغن هویج مصرف نکرده‌اند. چرا ؟

چون بعد از اینکه در تلویزیون و رسانه‌ها، خواص ضد دیابت روغن هویج را تبلیغ کرده باشیم، چه قشری از افراد سراغ مصرف روغن هویج خواهند رفت؟ مسلماً هرکسی، شروع به خوردن روغن هویج نخواهد کرد. افرادی که کلاً به سلامتشان اهمیت نمی‌دهند بدون هیچ تردیدی هرگز سراغ خوردن روغن هویج نخواهند رفت. فقط و فقط افرادی جذب خوردن روغن هویج خواهند شد، که خیلی به سلامتشان اهمیت می‌دهند و شدیداً مشتاق هستند تا به هر نحوی از دیابت پیشگیری کنند. این افراد مسلماً، کسانی هستند که خیلی به سلامتشان اهمیت می‌دهند و غیر از جذب شدن به سمت روغن هویج، رفتارهایِ سالم بسیار زیاد دیگری هم دارند، به‌احتمال خیلی زیاد سیگار نمی‌کشند، احتمالاً ورزشی منظم دارند، احتمالاً به خواب

و تغذیه‌شان اهمیت می‌دهند بنابراین در کل افراد سالم‌تری هستند.

درواقع خوردن روغن هویج نبوده که باعث شده، افرادی که روغن هویج می‌خورند سالم بمانند. بلکه افراد سالم و عاشق سلامتی جذب روغن هویج شده‌اند.

«تحقیق بعد از تبلیغات، نظریه موردنظر را اثبات می‌کند»

تحقیقات بعد از تبلیغات گسترده کاملاً بی‌ارزش است و همیشه نظریه‌ی موردنظر ما را اثبات می‌کند. اما این یکی از ترفندهایی بوده که در طول تاریخ محققان با استفاده از آن نظریات خودشان را اثبات کرده‌اند و بارها و بارها این ترفند بر «ضد چربی‌ها» بکار گرفته شده است.

اگر همین امروز، در سال ۱۳۹۵، یک تحقیق روی هشت میلیون ساکن شهر تهران انجام دهید، احتمالاً نتیجه تحقیق نشان خواهد داد که افرادی که کلسترول خیلی زیادی در غذایشان مصرف می‌کنند نرخ بیماری عروقی بیشتری نسبت به کسانی که کلسترول خیلی کم، مصرف می‌کنند دارند. چرا؟ چون بعد از ۴۰ سال بمباران اطلاعاتی ضد کلسترول، چه افرادی مصرف کلسترولشان خیلی زیاد است؟ احتمالاً افرادی که سلامتشان زیاد اهمیتی برایشان ندارد و به هشدارها و توصیه‌های سلامت بی‌توجه هستند و این افراد احتمالا کارهای ناسالم دیگری هم انجام می‌دهند، احتمالاً سیگار می‌کشند و ورزش نمی‌کنند. چه کسانی پس از این بمباران اطلاعاتی «ضد کلسترول»، کلسترول خیلی کم مصرف می‌کنند؟ کسانی که در طی کل این سال‌ها، سلامتشان برایشان مهم بوده و دقیق به توصیه‌های سلامت گوش می‌دهند و احتمالاً رفتارهای سالم زیاد دیگری هم دارند.

بزرگ‌ترین تحقیق تاریخ درزمینه‌ی تأثیر کاهش چربی، بر بیماری‌ها و مرگ‌ومیر

تئوری چربی، کلسترول و بیماری عروقی، همان‌طور که از اسمش معلوم است، فقط و فقط یک تئوری بوده و در سال‌های اخیر به نیستی می‌رود.

بزرگ‌ترین تحقیق تاریخ درزمینه‌ی تأثیر کاهش چربی بر بیماری‌ها را خودمان به‌صورت ناخواسته در ۴۰-۵۰ سال قبل با عمل کردن به توصیه‌های «ضد چربی و

پایان افسانه کلسترول، چربی و نمک - فصل سوم

کلسترول» روی بدن خودمان انجام داده‌ایم. تحقیقی به مدت بیش از ۵۰ سال، در جامعه آماری به وسعت بیش از چند صد میلیون نفر یک تحقیق بسیار عظیم قلمداد می‌شود. در ۴۰-۵۰ سال قبل مردم با پیام کاهش چربی‌ها و مصرف کمتر کلسترول، استفاده از روغن‌های گیاهی، مصرف کربوهیدرات‌ها به‌جای چربی بمباران شده‌اند. تمامی شواهد و آمار که در ابتدای کتاب هم اشاره کردم حاکی از این است که مردم، هم با تلاش خودشان و هم به کمک محصولات تجاری کم‌کالری، کم‌چربی و کم کلسترول، توانسته‌اند به‌طور موفق به این توصیه‌ها عمل کنند. اگر ۶۰ سال پیش مردم چربی حیوانی می‌خوردند و امروز پخت‌وپزتان را با روغن گیاهی انجام می‌دهید، یعنی در اجرای توصیه‌ی پزشکان مبنی بر جایگزینی چربی اشباع‌شده حیوانی با روغن گیاهی بسیار موفق عمل کرده‌اید.

اما نتایج نشان می‌دهند، مرگ‌ومیر ناشی از بیماری‌ها و میزان حمله قلبی حتی باوجود پیشرفت خدمات پزشکی، فنّاوری و داروها بیشتر شده‌است، بیماری‌های دیابت، کبدچرب، سرطان و چاقی عادی شده‌اند و دیگر از شنیدنشان تعجب نمی‌کنیم.

با هر ملاک علمی‌ای که این تحقیق عظیم را بسنجیم، این نتایج حاصل‌شده حاکی از یک شکست بسیار بسیار قاطع برای نظریه «ضد چربی و کلسترول» است. درسته؟ با تحقیقی به این وسعت و نتایجی به این اسفباری، نیازی به هیچ دلیل و مدرکی برای رد توصیه‌های رایج نداریم. اگر مسیری برای رسیدن به سلامت وجود داشته باشد، هر مسیری ممکن است باشد، به‌غیراز توصیه‌های رایج امروزی.

علم برای توجیه مشاهدات است، وحی نیست. اگر علم و توصیه‌ای قدیمی باعث افزایش بیماری می‌شود باید آن را دور انداخت و قدم‌به‌قدم به دنبال توصیه‌ای درست‌تر و کاربردی گشت.

از فصل بعدی، می‌خواهیم قدم‌به‌قدم ببینیم کلسترول و چربی در بدن چه می‌کنند. چه چیزی باعث بیماری عروقی می‌شود و یک بحث کامل در مورد بیماری‌های مرتبط با چربی، نحوه سنجش سلامت چربی‌های مفید و چربی‌های مضر و هر چیزی که مربوط به این حوزه است را از اول بررسی کنیم. اطلاعات به‌قدری جدید است که قبل از خواندن بقیه کتاب باید ذهنتان را از تمام «خرافات علمی» که تا حالا به شما گفته‌شده پاک کنید.

پینوکیو: «من چوبی‌ام، مغز ندارم!»

دوروتی: «اگر مغز نداری پس چطوری حرف می‌زنی؟»

پینوکیو: «خب خیلی از آدم‌ها هم مغز ندارن ولی یه عالمه حرف می‌زنن. نمی‌زنن؟»

مواد غذایی غنی از کلسترول بخورید

دکتر پینوکیو و افسانه‌ی تخم‌مرغ

آیا می‌دانید در تخم‌مرغ چه مقدار مواد مغذی و ضروری و فوق‌العاده برای سلامت بدن وجود دارد؟ خیلی زیاد. تخم‌مرغ یک غذای بسیار ایده‌آل است. یک بسته کامل از تمام مواد مغذی لازم برای به وجود آمدن یک موجود زنده کامل در تخم‌مرغ وجود دارد.

دکتر «مسترجان» می‌گوید: «زرده تخم‌مرغ بی‌نهایت مغذی است. حاوی ۱۰۰ درصد نیاز ما به کاروتنویدها، اسیدهای چرب ضروری، ویتامین‌های محلول در چربی A,E,D,K است. ۹۰ درصد نیاز ما به «آهن، کلسیم، فسفر، زینک، تیامین، فولیت، B12 و بخش عمده‌ای از مس، منگنز و سلانیم موردنیاز بدن را را تأمین

پایان افسانه کلسترول، چربی و نمک – فصل چهارم

می‌کند. تخم‌مرغ‌ها حاوی لوتین و زیزانتین هستند که مانع تحلیل عضلات و ضعف شدن چشم در پیری می‌شود. تخم‌مرغ‌ها منبع اصلی کولین هستند، که مانع بیماری کبد چرب می‌شود. یک‌سوم آمریکایی‌ها کبد چرب دارند که با مصرف بیشتر زرده تخم‌مرغ بهبود پیدا خواهند کرد. تخم‌مرغ از کاهش توانایی مغز در پیری جلوگیری می‌کند. برخی از مواد مغذیِ که با تخم‌مرغ به‌راحتی تأمین می‌شوند را بسیار سخت می‌توان از منابع دیگر کاملاً تأمین کرد. تخم‌مرغ تقریباً یک غذا بسیار کامل و عالی است.»

مهمِ‌تر از همه اینکه تخم‌مرغ ارزان قیمت است و برای قشر ضعیف‌تر جامعه که معمولاً دچار کمبودهای بیشتری می‌شوند، می‌تواند باقیمت کم، فواید بسیار زیادی را تأمین کند. تخم‌مرغ بخش زیادی از اسیدهای چرب ضروری امگا ۳ و تمام نیاز بدن به ماده‌ای مهم به نام تورین (که بعداً به آن خواهیم پرداخت) را تأمین می‌کند. تخم‌مرغ به‌شدت سیرکننده است، تخم‌مرغ عالی‌ترین ابزار برای لاغری و کاهش وزن بدون گرسنگی است. یکی از بهترین روش‌های درمان کبد چرب مصرف روزانه چند تخم‌مرغ است. تخم‌مرغ حاوی آنتی‌اکسیدان‌هایی است که می‌تواند مانع از اکسیده شدن کلسترول شود و از بیماری عروقی جلوگیری کند.

اما AHA و دکترتان می‌گوید از این ماده غذایی فوق‌العاده، پرهیز کنید، چون کلسترول دارد. خنده‌دار نیست؟ یعنی کلسترول در این حد به‌عنوان یک سم جا افتاده که بسیاری از دکترها حاضرند برای پرهیز از کلسترول تمام مزایای تخم‌مرغ را کنار بگذارند.

AHA همان سازمان قلب آمریکا است که برچسب «بدون کلسترول» را به شرکت‌های تولیدکننده موادغذایی می‌فروشد. هرگز نمی‌توانم درک کنم چطور ممکن است یک به‌اصطلاح متخصص تغذیه، تخم‌مرغ را جز پرهیزهای غذایی قرار دهد.

خانم «اما مورانو» پیرترین انسان زنده که چند هفته قبل تولد ۱۱۶ سالگی‌اش را جشن گرفت و در سلامت کامل به سر می‌برد، در مصاحبه‌اش راز زندگی طولانی‌اش را «خوردن تخم‌مرغ» و «زودخوابیدن» (و البته مجرد ماندن) دانست. این خانم از زمان نوجوانی، یعنی حدود ۱۰۰ سال، هر روز صبح حداقل دو عدد تخم‌مرغ خورده است.

یکی از اشتباه‌ترین باورهایی که سال‌های سال در بین مردم جاافتاده است، نخوردن زرده تخم‌مرغ است. افراد سفیده تخم‌مرغ را می‌خورند و زرده را دور می‌اندازند و خیال می‌کنند کار مثبتی برای سلامت‌شان کرده‌اند. دکتر مسترجان می‌گوید: «خوردن سفیده تخم‌مرغ به‌تنهایی، همیشه یک انتخاب اشتباه است، مخصوصاً برای زنان باردار، چون می‌تواند باعث بروز اختلالات زایمانی شود، تمام فواید تخم‌مرغ در زرده آن نهفته شده و مواد ضدمغذی موجود در تخم‌مرغ تماماً در سفیده تخم‌مرغ است و نه در زرده.» تخم‌مرغ دوزرده بخورید.

دکتر «اریک برگ»: «بیست‌وپنج سال است که هر روز سه یا چهار تا تخم‌مرغ می‌خورم و کلسترولم هرگز بالا نبوده و نیست. تخم‌مرغ از بهترین پاکسازهای کبد است.»

چربی‌های گیاهی بدون کلسترول

در ۵۰ سال گذشته، مدام توصیه‌شده که به‌جای چربی حیوانی از چربی گیاهی استفاده کنید، چون کلسترول ندارد. برخی تولیدکنندگان روغن‌های گیاهی برای جلب‌توجه مخاطبان روی محصولات خود می‌نویسند «روغن گیاهی ۱۰۰ درصد بدون کلسترول» تا خودشان را از رقبایی که یادشان رفته این را بنویسند متمایز کنند. این شرکت‌ها از بی‌اطلاعی مردم برای اهداف تجاری‌شان استفاده می‌کنند. چون خیلی‌ها نمی‌دانند عملاً «تمام» روغن‌های گیاهی همگی فاقد کلسترول هستند. کلسترول فقط در محصولات حیوانی یافت می‌شود. چون کلسترول یک ماده حیاتی بسیار مهمی است که فقط توسط بدن جانداران ساخته می‌شود و در گیاهان وجود ندارد.

آیا می‌دانید: کلسترول آن‌قدر برای بدن مهم است که حتی اگر از طریق خوردن هیچ کلسترولی وارد بدن نکنید، بدن و تک‌تک سلول‌ها کلسترول موردنیاز خود را تولید می‌کنند. کلسترول یک ماده ضروری برای بدن جانداران است و بدون کلسترول زنده نخواهید ماند.

میزان کلسترولی که بدنتان در طول شبانه‌روز تولید می‌کند چند برابر کلسترولی است که از طریق خوردن وارد بدن می‌شود. حتی کسی که کلسترول بسیار زیادی می‌خورد، بدنش حداقل چیزی حدود ۶ برابر کلسترولی که از خوراکی‌ها وارد بدن می‌شود، کلسترول تولید می‌کند. دقیقاً به همین دلیل است که کلسترول فقط در منابع حیوانی وجود دارد.

(کلسترول زیرمجموعه‌ای از استرول‌ها است، که البته استرول‌های گیاهی به نام فایتواسترول‌ها نیز وجود دارند، که چون تأثیر ناچیزی در کلیت موضوع این کتاب دارند، خودمان را درگیرش نمی‌کنیم و صرفاً به استرول‌های حیوانی یا همان کلسترول می‌پردازم. اگرچه روغن ذرت هم حاوی استرول‌های گیاهی است، ولی سعی می‌کنم کتاب را تا جایی که ممکن است ساده و قابل‌فهم نگه‌دارم و پزشکی‌اش نکنم.)

کلسترول عالی است

مولکول‌های کلسترول ماده اصلی حیات انسان هستند. دیواره‌ی تک‌تک سلول‌ها از کلسترول ساخته شده است. کمبود کلسترول باعث مرگ زودرس می‌شود. کمبود کلسترول، با بیماری‌های خودایمنی و سرطان در ارتباط است. ۸۰ درصد کلسترول در بدن برای تولید مایع صفراوی به کار می‌رود. کلسترول بخش مهمی از سیستم هاضمه ما است و برای هضم چربی‌ها ضروری است. کمبود کلسترول می‌تواند باعث مقاومت بدن به انسولین و درنتیجه چاقی شود. بدون کلسترول، بدن نمی‌تواند فشارخون، توازن نمک و آب را کنترل کند.

آیا می‌دانستید کلسترول به «مادر هورمون‌ها» معروف است، چون بیشتر هورمون‌های بدن از کلسترول ساخته می‌شوند.

هورمون‌های جنسی مردانه (تستسترون) و هورمون‌های جنسی زنانه (استروژن و پروژسترون) کاملاً از کلسترول هستند. اگر کلسترول بدن کاهش یابد بدن درترمیم خود دچار مشکل می‌شود. بدون کلسترول کافی عضله‌سازی و داشتن اندام متناسب ممکن نیست، بدن برای ساخت عضلات بیش از پروتئین به چربی‌ها نیاز دارد.

هورمون استرس (کورتیزول) از کلسترول است. غده پانکراس برای تولید بسیاری از هورمون‌ها، به کلسترول نیاز است. کلسترول مهم‌ترین ماده در ترمیم بافت‌های عصبی است، کلسترول بخشی از ساختمان تک‌تک سلول‌های بدن ما است. کلسترول پیش‌ساز ویتامین D است. ویتامین D یکی از مهم‌ترین ویتامین‌های سوخت‌وساز بدن است و برای ساخته‌شدنش به کلسترول نیاز است.

کلسترول ماده بسیار مهمی به نظر می‌رسد، نه؟ هنوز مانده.

کلسترول برای داشتن حافظه‌ی خوب و تمرکز ذهنی، حیاتی است. بخش بسیار بزرگی از مغز ما را کلسترول تشکیل می‌دهد.بخش سروتونین سازی مغز برای تولید سروتونین به کلسترول نیاز دارد. سروتونین هورمونی است که ما را شاد نگه می‌دارد. در فصل‌های بعدی دید خواهید که یکی از دلایل افزایش کلسترول، می‌تواند مصرف قرص‌های اعصاب و قرص‌های ضدافسردگی باشد، چون کمبود کِلسترول یکی از عوامل بسیار مهم در ایجاد افسردگی است. خلاصه اینکه، تقریباً در هر مکانیزم حیاتی بدن ما کلسترول نقشی حیاتی ایفا می‌کند.

دکتر اوفی راونسکاو در کتاب «باورهای نادرست در مورد کلسترول» می‌نویسد: «کلسترول و چربی حیوانی نه‌تنها زیان‌آور نیستند، بلکه برای حفظ سلامت قلب حیاتی هستند و به‌خصوص اینکه کلسترول نقش مهمی در جلوگیری از تنگی عروق و ضایعات جداره عروق و شریان‌ها دارد.»

دکتر «اریک برگ» می‌گوید «کمبود ویتامین D در برخی از افراد ناشی از کم خوردن کلسترول است». کمبود ویتامین D (یا درست‌تر، هورمون D)، یکی از شایع‌ترین کمبودها در کشور ما است.

بدون کلسترول زندگی وجود ندارد

برخی نوزادان به دلیل فقدان آنزیم مخصوص تولید کلسترول، با سطح کلسترول

پایان افسانه کلسترول، چربی و نمک – فصل چهارم

پایین به دنیا می‌آیند. کلسترول این افراد یک‌پنجم افراد معمولی است. این نوزادان در اکثر مواقع سقط می‌شوند یا با نواقص جسمی و مغزی به دنیا می‌آیند و هم ازلحاظ جسمی و هم ازلحاظ مغزی عقب‌مانده هستند و مدام به عفونت‌های بسیار شدید دچار می‌شوند و عمر بسیار کمی دارند و باید مقدار زیادی کلسترول و مواد غذایی حاوی کلسترول به آن‌ها داده شود. در فصل‌های آینده کتاب خواهید دید که کم بودن کلسترول خون چند برابر کشنده‌تر از بالا بودن آن است. بدون کلسترول ترمیم و بازسازی بدن غیرممکن است.

همانطور که دکتر اوفی راونسکاو در کتاب «آیا چربی و کلسترول مفید است؟» می‌نویسند «کلسترول یک ماده ضدعفونت و ضدالتهاب است. لیپوپروتئین‌های حامل کلسترول جنگجوی فداکار در برابر تهدیدهای میکروب‌ها و ویروس‌ها در بدن و مخصوصاً رگ‌ها هستند. کلسترول بخش بسیار حیاتی در سیستم دفاعی ما است. سالمندانی که کلسترول بالاتر دارند طول عمر بیشتری دارند.»

مطالعات پروفسور دیوید جیکوبز نشان می‌دهد که کلسترول کم خطر مرگ‌ومیر ناشی از بیماری‌های معده، روده، کبد و ریه را افزایش می‌دهد چون پایین بودن کلسترول قدرت دفاعی بدن را کاهش می‌دهد و بدن را در برابر بیماری‌ها حساس‌تر می‌کند. [۲]

آیا می‌دانید، کلسترول در بدن خاصیت آنتی‌اکسیدان دارد که از شما در برابر بیماری عروقی دفاع می‌کند؟ کلسترول یک لایه‌ی دفاعی مهم در سیستم دفاعی بدنتان در برابر التهابات و عفونت‌ها است، بنابراین کاهش کلسترول با دارو می‌تواند شما را در برابر سمومی که سلامتتان را تهدید می‌کنند آسیب‌پذیر کند.

بنا به فرض غلط، حتی اگر کلسترول باعث رسوب در رگ‌ها بشود (که البته خواهید دید که این‌گونه نیست) آیا منطقی است که بدون در نظر گرفتن تمام نقش‌های مهمی که کلسترول در بدن ایفا می‌کند، سعی کنیم مقدار آن را کاهش دهیم و انتظار داشته باشیم که در جای دیگری مشکلی بزرگ‌تر ایجاد نشود؟ مشکلاتی مانند سرطان، دیابت، آلزایمر و غیره ....!!!

کلسترول خوراکی‌ها و کلسترول خون

در بدن چیزی حدود ۴۰ تا ۵۰ گرم کلسترول به‌صورت ذخیره داریم. دو روش برای تأمین کلسترول در بدن وجود دارد:

۱- از طریق خوردن کلسترول.

۲- کلسترولی که خود بدن تولید می‌کند.

بدن ما روزانه بین ۱۰۰۰ تا ۲۰۰۰ میلی‌گرم کلسترول تولید می‌کند. مردم به‌طور متوسط روزانه ۳۰۰ تا ۵۰۰ میلی‌گرم کلسترول می‌خورند (البته افرادی مثل من حتی تا ۶۰۰ یا ۷۰۰ میلی‌گرم هم روزانه کلسترول می‌خورند). تحقیقات نشان داده‌اند که میزان کلسترولی که از غذا می‌خورید تأثیری بر میزان کلسترول خون ندارد، فقط هر چه کلسترول بیشتری بخورید، بدن کلسترول کمتری تولید و یا جذب خواهد کرد. تولید کلسترول توسط بدن زمانی افزایش پیدا می‌کند که کلسترول کمی بخورید.

دکتر «پیتر آتیا» در کنفرانس AHS2012 توضیح می‌دهد که در بین عموم مردم «به‌طورمعمول تنها ۱۵ درصد از کلسترول غذاها توسط بدن ما جذب می‌شود و بقیه‌ی ۸۵ درصد دفع می‌شود. بدن میزان جذب کلسترول را بر اساس میزان نیازش به کلسترول تنظیم می‌کند.»

تحقیقاتی موسوم به «تحقیق قلب فریمینگهام» معروف‌ترین و بزرگ‌ترین تحقیقات در رابطه با چربی‌ها و کلسترول و بیماری قلبی تاکنون بوده است. پس از ۴۰ سال تحقیق، دکتر «ویلیام کِستلی»، مدیر پروژه‌ی عظیم فریمینگهام می‌گوید: «هر چه افراد کلسترول و چربی‌های اشباع‌شده بیشتری مصرف کنند، میزان چربی و کلسترول خونشان کمتر است.»

این نکته مهم است: دکتر «اریک برگ» نویسنده کتاب پرفروش «هفت اصل چربی‌سوزی» این‌گونه توضیح می‌دهد: «بدن ما هر روز ۹۰ درصد کلسترول مصرف شده را دوباره بازیافت می‌کند تا دوباره استفاده کند. اگر کلسترول چیز بدی بود چرا بدن باید این کار را می‌کرد؟ یکی از اصلی‌ترین روش‌های تنظیم هورمون‌های جنسی، مخصوصاً برای زنان، مصرف موادغذایی غنی از کلسترول است.»

زیاد مهم نیست چقدر در غذاهایتان کلسترول وجود دارد، کلسترول غذاها تأثیری در میزان کلسترول خون ندارد. همان‌طور که در مثال «دکتر اُز» در فصل اول گفتیم: قشنگ نیست اگر فکر کنید هر چیزی که می‌خوریم مستقیم و کنترل نشده وارد خون می‌شوند. بدن شما هوشمندانه‌تر از این حرف‌ها طراحی شده است.

نتیجه:

۱- لازم نیست به‌هیچ‌وجه به میزان کلسترولی که از غذاها می‌خورید توجه کنید. بدن شما به مقدار خاصی کلسترول نیاز دارد و سطح کلسترول خون بر اساس نیاز بدن، توسط سیستم بسیار پیچیده‌ای به‌دقت تنظیم می‌شود. (در فصل‌های بعدی به این موضوع مفصل خواهیم پرداخت.)

۲- به غیر از خوراکی‌ها اصلی‌ترین منبع تأمین کلسترول، خود بدن‌مان است.

۳- هرچه میزان چربی و کلسترول بیشتری بخورید، چربی و کلسترول خون‌تان کمتر خواهد بود و این را می‌توانید با یک آزمایش خون ساده بر روی خودتان امتحان کنید تا مطمئن شوید.

رسوب کلسترول و بیماری عروقی!!!!!

آنچه اکثر مردم از بیماری عروقی تصور می‌کنند این است که «اگر کلسترول و چربی اشباع‌شده حیوانی بخوریم کلسترول و کلسترول بد یا همان کلسترول «LDL» در خون ما بالا می‌رود و اگر سطح کلسترول «LDL» زیاد باشد این کلسترول‌ها در رگ‌ها رسوب می‌کنند و رگ‌ها را تنگ می‌کنند. اگر کلسترول خوب «HDL» که رسوب‌ها را پاک می‌کند در خون کم باشد سرعت رسوب و ایجاد پلاک‌ها در رگ‌ها بیشتر می‌شود. درنهایت رسوب‌ها به‌تدریج آن‌قدر بزرگ می‌شوند که مجرای رگ‌ها کاملاً بسته می‌شود و دچار سکته قلبی می‌شویم». تمام این داستان یک تصور بسیار اشتباه است.

وقتی صحبت از کلسترول و چربی‌خون و گرفتگی عروق می‌کنیم، تصویر یک لوله رسوب‌کرده به ذهن مردم می‌آید که هر زمان چربی می‌خوریم، چربی‌ها مثل لجن در کف رگ‌ها رسوب می‌کنند. این تصویر ساده‌انگارانه، باعث شده تئوری «ضد

کلسترول» به‌راحتی در ذهن تمام مردم جا بیفتد. ولی سادگی و اشتباه بودن این تصویر دقیقاً، مانند تصویر چرخش خورشید به دور زمین و صاف بودن زمین است.

دلیل واقعی بیماری قلبی چیست؟

ایجاد شدن پلاک‌ها در رگ‌ها، زنجیره‌ای از اتفاقات است که در قدم اول با ایجاد التهاب در رگ‌ها شروع می‌شود.

بنا به دلایلی، مانند استرس زیاد، کهولت سن، مصرف دخانیات، کم‌خوابی، ضعف سیستم ایمنی بدن و دلایلی که به آن خواهیم پرداخت، رگ‌ها دچار ضایعات و آسیب‌های میکروسکوپی می‌شوند. در محل این ضایعات، التهاباتی ایجاد می‌شود. کلسترول ماده اصلی‌ترمیم بدن است بنابراین بدن برای ترمیم این ضایعات «باید» از کلسترول استفاده کند. در غیر این صورت عواقبی مانند مرگ و خونریزی داخلی در کمین شماست.

در محل این ضایعات میکروسکوپی، به‌مرور برجستگی‌هایی پر از کلسترول، چربی، ماکروفاژ و کلسیم ایجاد می‌شود. به این برجستگی‌های ایجادشده در دیواره عروق، به زبان علمی «آترواسکلروز» می‌گویند. به‌مرور این برجستگی‌ها بزرگ‌تر می‌شوند و ممکن است باعث تنگ شدن عروق قلبی شوند، که به این حالت «آنژین قلبی» گفته می‌شود، که همراه با درد در ناحیه‌ی قلب است.

اگر به هر دلیلی این آترواسکلروزها پاره و منفجر شوند، ممکن است در محل ترکیدن این پلاک‌ها، لخته خونی بزرگ (ترومبوز) ایجاد شود. اگر این لخته خون، کاملاً خون‌رسانی را قطع کند در این حالت آنفارکتوس یا «حمله قلبی» اتفاق میافتد.

برخلاف تصویری که عموم از «آنفارکتوس» دارند بزرگ شدن تدریجی پلاک‌های آترواسکلروز نیست که باعث سکته می‌شود. بلکه برای ایجاد حمله قلبی باید کل رگ به‌یک‌باره بسته شود و خون‌رسانی به قلب کاملاً متوقف شود. این توقف کامل خون‌رسانی فقط بعد از ترکیدن آترواسلروزها ایجاد می‌شود.

شهادت کلسترول‌های بد

قدم اول در ایجاد این پلاک‌ها (آترواسکلروزها) در رگ‌ها، التهابات و عامل‌های

سمی و میکروبی و ویروسی هستند، که از ضعف سیستم ایمنی بدن استفاده کرده به دیواره رگ‌ها آسیب می‌رسانند و زخم‌های میکروسکوپی و ضایعاتی را ایجاد می‌کنند. سپس در محل این ضایعات، التهاب ایجاد می‌شود. تا زمانی که التهاب و زخمی در رگ ایجاد نشود، هیچ مقدار کلسترولی هرگز باعث ایجاد رسوب! و «آترواسکلروز» نخواهد شد. در ادامه توضیح خواهم داد که رسوب کلسترول در دیواره رگ‌ها، به علت شهید شدن حامل‌های کلسترول، در جنگ با عوامل سمی، باکتری‌ها، اکسیدان‌ها و ویروس‌ها است.

دکتر «راونسکاو» در کتاب «آیا چربی و کلسترول مفید است؟» این‌گونه توضیح می‌دهد: «می‌دانیم که اگر به سنگ کلیه نگاه کنیم، مقدار بسیار زیادی کلسیم در آن خواهیم یافت، اما خنده‌دار است که دلیل ایجاد سنگ کلیه را خوردن کلسیم بدانیم. چراکه عامل دیگری است که باعث اختلال درروند طبیعی استفاده از کلسیم در بدن این افراد می‌شود. مقدار کلسیم موجود در بدن افراد با سنگ کلیه زیاد تفاوتی با بقیه افراد ندارد. دقیقاً شبیه همین استدلال، صرفاً چون در محل ایجاد آترواسلروزها، کلسترول وجود دارد، دلیل نمی‌شود که کلسترول عامل ایجاد این مشکل است. در خون برخی افراد بااینکه کلسترول زیادی وجود دارد ولی دچار بیماری قلبی نمی‌شوند، درحالی‌که در خون برخی کلسترول کمی وجود دارد و ممکن است در جوانی دچار حمله قلبی شوند، کلسترول صرفاً یک ناظر است.»

اگر تعداد جرائم زیاد شده راه‌حل این است که به پلیس زنگ نزنید

همان‌طور که در کتاب «پایان افسانه کالری‌ها» مثال زدم: فرض کنید در محله‌ای جرم و جنایت به‌شدت زیاد شده است. عده‌ای متخصص پس از تحقیقات بسیار و توجه به آمار به این نتیجه می‌رسند که در محله‌هایی که جرم و جنایت به‌شدت زیاد شده، تعداد تماس‌های تلفنی به پلیس هم زیاد شده است. پس نتیجه‌گیری می‌کنند، برای کاهش جرم و جنایت باید از مردم بخواهند که با پلیس تماس نگیرند.

دقیقاً همان عواملی که باعث ایجاد ضایعات در رگ‌ها می‌شوند، عواملی هستند

پایان افسانه کلسترول، چربی و نمک - فصل چهارم

که باعث افزایش کلسترول خون می‌شوند. دلیل افزایش کلسترول خون این است که بتواند رگ‌ها (و بقیه اندام) را ترمیم کند و از بدن در برابر عوامل آسیب‌رسان و سموم دیگر، دفاع کند. اما محققان سال‌ها پیش وقتی آمار را بررسی می‌کردند، همواره دیده بودند که در خون افراد مبتلا‌به بیماری قلبی، کلسترول زیادی وجود دارد، بنابراین توصیه کرده بودند برای جلوگیری از بیماری قلبی کلسترول کمی بخورید.

مقدار کلسترول در بدن دقیقاً مانند تعداد تماس‌های گرفته‌شده با پلیس است. تماس با پلیس صرفاً واکنش به افزایش جنایت است و افزایش کلسترول در خون نیز واکنش به عوامل ایجادکننده‌ی التهابات است. درواقع کلسترول خودش به‌هیچ‌وجه «عامل» ایجاد هیچ اتفاق بدی در بدن نیست، بلکه نشان‌دهنده وجود یک سری اتفاقات بد است. کاهش کلسترول و آنچه «کلسترول بد» نامیده می‌شود با دارو، صرفاً مثل این است که پلیس‌های کمتری را برای پیگیری حادثه مأمور کنیم و این به ضرر سلامت ماست.

این قسمت را یادتان بماند. ورزش کلسترول خون را کاهش می‌دهد. اضافه‌وزن، مصرف الکل و مصرف سیگار باعث افزایش کلسترول می‌شود. کاهش انعطاف عروق به دلیل بالا بودن انسولین باعث افزایش کلسترول می‌شود. هورمون‌های جنسی روی مقدار کلسترول تأثیرگذارند. استرس باعث افزایش کلسترول می‌شود. کم‌خوابی باعث افزایش کلسترول می‌شود. کلسترول می‌تواند در یکی دو هفته تغییر قابل‌ملاحظه‌ای کند، حتی تا ۲۵ درصد بالا یا پایین شود. به عبارتی تمام عواملی که باعث بیماری قلبی می‌شوند، همان عواملی هستند که باعث افزایش کلسترول می‌شوند و عواملی که باعث کاهش بیماری قلبی می‌شوند باعث کاهش کلسترول می‌شوند. اما افزایش کلسترول نیست که باعث بیماری قلبی می‌شود.

درفصل بعدی، در قدم اول باید در مورد «التهاب» نکاتی را یاد بگیریم.

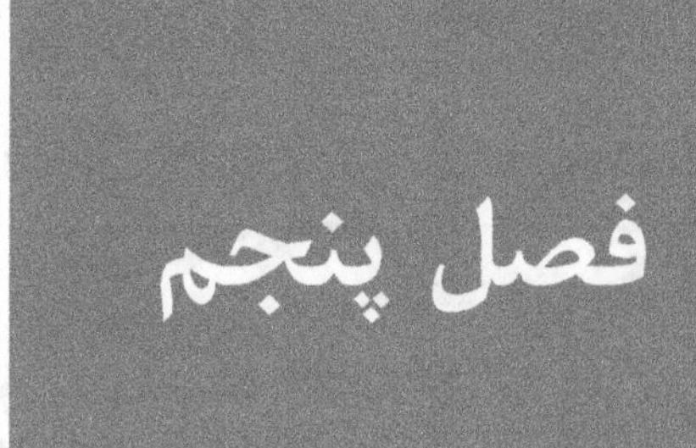

التهاب

دکتر «جان بریفا» نویسنده کتاب «فرار از تله‌ی رژیم»، می‌گوید: «اگر ۱۰ سال پیش از من می‌پرسیدید، فکر می‌کردم که کلسترول در ایجاد بیماری قلبی بسیار مهم است، اما الآن نظراتم تغییر پیداکرده‌است. نه به این دلیل که قبلاً آدم بدی بودم و الآن توبه کرده‌ام و آدم بهتری شده‌ام. بلکه فقط به این خاطر که امروز بیشتر از ۱۰ سال پیش اطلاعات دارم. مطمئنم که بسیاری از همکاران و متخصصان پزشکی هم مانند من، قصد ندارند کسی را گمراه کنند و توصیه‌های اشتباه انجام دهند، فقط اینکه با اطلاعات قدیمی در مسیری اشتباه هدایت شده‌اند.»

بهتر است یادمان نرود که سرعت پیشرفت علم آن‌قدر زیاد است که حتی پنج سال قبل هم جزء تاریخ محسوب می‌شود. فقط یک احمق است که خیال می‌کند، همه‌چیز را می‌داند. حتی نصف نکات این کتاب نیز ممکن است ده سال آینده اشتباه باشند. همان‌طور که در قسمت «تئوری ویتامین Z» خواهم گفت، باور من این است که بدون تردید علم پیشرفت خواهد کرد. این کتاب، کتاب قبلی و کتاب‌های آینده را بر اساس دیدی نسبت به آینده و بر اساس چیزهایی که اثبات‌شده هستند نوشته‌ام.

دکتر اریک وستمن نویسنده کتاب «رژیم اتکینز جدید» می‌گوید: «در دانشگاه استادی به ما گفت «هر چیزی که امروز به شما یاد می‌دهم نصفش ۱۰ سال دیگر کاملاً اشتباه خواهد بود، اما مشکل این است که ما نمی‌دانیم کدام نصف درست است و کدام نصف غلط» .... امروزه می‌دانیم که تئوری « ضد کلسترول و چربی حیوانی»، در دسته‌ی آن پنجاه‌درصد دانش اشتباه بوده‌اند» هرچند تعصبات و دست‌های پشت پرده باعث شده‌اند به‌جای ۱۰ سال ۵۰ سال این باور اشتباه در جامعه میلیون‌ها قربانی بگیرد و هنوز خواهد گرفت، چراکه باورهای قدیمی به‌راحتی تغییر نخواهند کرد.

معمای اول: دیابت و بیماری عروقی

۱.‏ برخی افراد تصور می‌کنند که اگر مصرف چربی و کلسترول را کاهش دهند ریسک ابتلا به بیماری عروقی کاهش خواهد یافت.

۲.‏ اما بیماری عروقی در بین افرادی که پیش‌دیابتی هستند چندین برابر معمول است و در افرادی که دچار دیابت هستند چندین برابر پیش‌دیابتی‌ها است.

۳.‏ بیماری دیابت در افرادی بوجود می‌آید که مصرف چربی‌شان کمتر از استاندارد بوده و مصرف کربوهیدرات‌هایشان مخصوصاً کربوهیدرات‌های ساده و قندشان زیاد بوده است.

این تناقض را چطور توجیه می‌کنیم؟ چطور خوردن چربی باعث بیماری عروقی می‌شود ولی بیماری عروقی در بین کسانی شایع‌تر است که کربوهیدرات زیاد خورده‌اند؟

دفعه بعد که کسی یا دکتری به شما توصیه کرد، برای کاهش ریسک بیماری عروقی، مصرف چربی را کاهش دهید و کلسترول نخورید، از او بپرسید «پس چرا بیماری قلبی در بین افرادی که دیابتی یا پیش‌دیابتی هستند و چربی کمی خورده‌اند و عمده رژیمشان از کربوهیدرات بوده بیشتر از بقیه بوده است؟» و منتظر جوابش بمانید.

آیا در نهایت محکوم هستید که بیمار شوید؟ اگر چربی زیاد بخورید دچار بیماری قلبی شوید و اگر کربوهیدرات زیاد بخورید دچار دیابت و چاقی شوید!! ؟؟

دکتر «ویلیام دیویس» متخصص قلب و نویسنده‌ی کتاب «Wheat Belly» می‌گوید: «داستان از آنجا شروع شد که به مردم گفتیم باید مصرف چربی و چربی اشباع‌شده را کم کنند و گفتیم باید در آزمایش‌های خون مراقب کلسترول و کلسترول بد باشند، اما کم کردن مصرف چربی نه‌تنها کمکی به کاهش بیماری قلبی نکرد، بلکه مشکلات زیادی مثل قند خون، هایپرگلایمسیا، مقاومت به انسولین، چاقی، فشارخون، سندرم متابولیک و دیابت را به لیست بیماری‌ها اضافه کرد.»

معمای دوم: وزن کم کنید تا ریسک بیماری قلبی کم شود

سال‌های سال توصیه‌شده که اگر مردم درصد چربی بدن خود را کاهش دهند، می‌توانند خطر ابتلا به بیماری قلبی و دیگر بیماری‌ها را کاهش دهند و این کاملاً درست است. از طرفی می‌دانیم پرهیز از چربی‌ها و خوردن کربوهیدرات‌ها باعث چاقی می‌شود و برای کاهش وزن مهم‌ترین راه‌حل اساسی و دائمی این است که تا جای ممکن کربوهیدرات‌ها را با چربی جایگزین کنیم. در کتاب «پایان افسانه کالری‌ها» به طول مفصل به این موضوع پرداختم که اصلی‌ترین «ابزار» ما در راه لاغری و درمان چاقی، کم کردن کربوهیدرات‌ها و افزایش مصرف چربی‌های حیوانی است. از طرفی اگر «خوردن چربی باعث بیماری قلبی شود»، تمام این گزینه‌ها در کنار هم به یک تناقض آشکار میرسند.

پس تنها راه‌حل منطقی برای خلاصی از این تناقض این است که یکی از سه گزینه زیر را دور بیندازیم.

۱- کاهش وزن و آب‌کردن چربی‌های اضافه بدن، باعث کاهش ریسک بیماری قلبی می‌شود.

۲- جایگزین کردن کربوهیدرات‌ها با چربی‌های سالم اصلی‌ترین «ابزار» کاهش وزن دائمی و پایدار است.

۳- افزایش مصرف چربی و کاهش کربوهیدرات‌ها باعث بیماری قلبی میشود.

در ادامه توضیح خواهم داد که گزینه سه کاملاً اشتباه است. حتی راه‌حل جلوگیری از بیماری قلبی افزایش خوردن چربی و مخصوصاً چربی‌های حیوانی است.

معمای سوم: رسوب یا آبسه

آنالیز اتوپسی بیماران قلبی عروقی نشان داده است که وقتی رگ‌های فردی دچار آترواسکلروز می‌شوند، به صورت یکنواخت کل رگ تنگ نمی‌شود، بلکه پلاک‌های آترواسکلروز به صورت برجستگی‌های پراکنده و نامنظم ایجاد می‌شوند. در برخی نقاط رگ برجستگی‌هایی دقیقاً مانند آبسه وجود دارد و برخی نقاط رگ کاملاً سالم و عاری از هرگونه رسوبی است.

اگر قرار بود گرفتگی به علت رسوب کلسترول زیاد می‌بود، باید به طور یکنواخت مانند «رسوب درونِ یک لوله» تمام بخش‌های رگ دچار رسوب می‌شد. اما آرترواسکلروزها دقیقاً مانند جوش‌های صورت، آبسه‌های چرکی مخلوط با کلسترول و ماکروفاژها، هستند که در سطح رگ به صورت برجستگی‌های پراکنده ایجاد می‌شوند و فقط نقاط خاصی از رگ دچار آترواسکلروز می‌شود.

> دفعه بعد اگر کسی به شما گفت که خوردن چربی و کلسترول باعث ایجاد رسوب در رگ‌هایتان می‌شود، از او بپرسید «پس چطور است که برخی نقاط عروق کاملاً سالم می‌مانند و کلسترول در آنجا رسوب نمی‌کند و فقط در جاهای خاصی از رگ به صورت آبسه رسوب می‌کند؟»

البته از دید پزشکی، برخی از این آبسه‌ها و پلاک‌ها هرگز منفجر نمی‌شوند و باعث ایجاد سکته نخواهند شد، به این دلیل به آنها پلاک‌های ثابت گفته می‌شود. برخی از پلاک‌ها که «پلاک‌ها آسیب پذیر» نام دارند، ممکن است منفجر شوند و بعد از لخته شدن، راه رگ را سد کنند و باعث ایجاد سکته شوند. بازهم چون قرار نیست این کتاب یک کتاب خسته‌کننده‌ی پزشکی باشد، از پرداختن به این سطح جزئیات پرهیز می‌کنم.

التهاب عروق

«التهاب» مهم‌ترین کلمه در مورد بیماری قلبی (و حتی بیماری‌های دیگر مثل دیابت و آلزایمر) است. این بخش را حتما خیلی دقیق بخوانید. اگر التهابی در رگ‌ها به‌وجود نیاید، هیچ مقدار کلسترول یا چیز دیگری نمی‌تواند باعث بیماری

عروقی شود. التهاب زمانی ایجاد می‌شود که اندام ما در معرض سموم، باکتری‌ها، ویروس‌ها، یا غذاهای ایجاد کننده التهاب، قرار می‌گیرند. التهابات نتیجه عفونت‌ها هستند. غذاهای ایجاد کننده التهاب، چربی، کره و روغن حیوانی نیستند. همانطور که خواهیم گفت، دقیقاً همان غذاهایی باعث ایجاد التهاب می‌شوند که تا به‌حال دکترها گفته‌اند برای سلامت عروق شما مفید هستند.

کاشی‌کاری دیواره رگ

دیواره‌های رگ با لایه‌ای بسیار نازک و پهن به نام اندوتلیوم کاشی‌کاری شده است که بین «خون و محتوای درون رگ» و بخش خارجی‌تر و عضلانی رگ قرار دارد. در واقع اندوتلیوم مانند یک آستر لطیف بر دیواره داخلی رگ است.

دکتر «دوایت لاندل» در کتاب «درمان بیماری قلبی» توضیح می‌دهد: «همیشه می‌دانستیم که ایجاد آترواسکلروز، یک بیماری التهابی است. اگر دیواره‌ی اندوتلیوم رگ‌ها دچار التهاب نشود، هرگز کلسترول یا هیچ ماده‌ی دیگری زیر این دیواره نخواهد رفت و گیر نخواهد کرد.»

دکتر «کاسیا بجورک» توضیح می‌دهد: «وقتی از التهاب صحبت می‌کنیم باید ریشه‌یابی کنیم تا علت التهاب را کشف کنیم. مصرف زیاد الکل، قند خون بالا، استعمال دخانیات، مصرف روغن‌های ترانس، روغن‌های نباتی، قندها، کربوهیدرات‌ها مخصوصاً کربوهیدرات‌های ساده و غذاهای فراوری شده، قرار گرفتن در معرض سموم محیطی، استرس و فشار عصبی، فشار خون بالا، انسولین بالا، مشکل در باکتری‌های روده، بیماری روده و سیستم گوارش، باکتری‌ها و ویروس‌ها همگی از عوامل التهاب‌زا در بدن هستند. تنها چیزی که هرگز در این لیست قرار نمی‌گیرد خوردن یک رژیم پرچرب و پر کلسترول است.»

به‌وجود آمدن پلاک‌های آترواسکلروز به دو نکته خلاصه می‌شوند:

۱- ایجاد التهاب و تورم توسط میکروب‌ها و ویروس‌ها و سمومی که در رگ‌ها وجود دارد. (سمومی مانند رادیکال‌های آزاد و پس‌ماندهای حاصل از سوختن قند گلوکز و یا اسیدها و پروتئین‌های خاص)

۲- ضعف سیستم ایمنی بدن در مقابله این موجودات ذره‌بینی، که نمی‌تواند آنها را خنثی کند.

معما چهارم: سیگار، استرس و بیماری عروقی

با تئوری قدیم که «رسوب کلسترول زیادی باعث بیماری قلبی است» نمی‌توان توجیه کرد که چرا سیگاری‌ها و افرادی که زندگی پر استرسی دارند بیشتر دچار بیماری عروقی می‌شوند، اما با نکاتی که در این کتاب یاد خواهید گرفت به راحتی می‌توان دید که چرا این عوامل تأثیر تعیین‌کننده‌ای روی بیماری قلبی عروقی دارند. افراد سیگاری بسیار بیشتر از بقیه دچار عفونت‌های ویروسی و باکتریایی می‌شوند، استرس و سیگار سیستم دفاعی بدن را در مقابل باکتری‌ها و ویروس‌ها تضعیف می‌کنند و به باکتری‌ها و ویروس‌ها فرصت می‌دهد تا بتوانند به اندام مختلف و رگ‌ها حمله‌ور شوند و التهاب ایجاد کنند.

اگر سیگار کشیدن باعث بیماری قلبی می‌شود، به این دلیل است که:

۱- باعث ورود سموم التهاب‌زا زیادی به درون بدن ما می‌شود.

۲- سیستم دفاعی بدن را در برابر سموم و ویروس‌ها و باکتری‌ها تضعیف می‌کند.

سیگار کشیدن احتمال خطر بیماری عروقی را تا ۲۰ برابر افزایش می‌دهد و بیش از هر عامل دیگری بر بیماری عروقی و حملات قلبی تاثیر گذار است.

اگر استرس باعث ایجاد بیماری عروقی می‌شود، به این دلیل است که در مواجهه با استرس مزمن، سیستم دفاعی بدن ما تضعیف می‌شود، تعداد گلبول‌های سفید کاهش پیدا می‌کند و التهابات بیشتر می‌شود.

هر چیزی که باعث تضعیف سیستم دفاعی بدن ما شود، ریسک بیماری عروقی را بیشتر می‌کند. در فصل‌های آینده دقیقا تک تک عواملی که باعث افزایش نیاز بدن به تولید کلسترول بیشتر می‌شوند را بررسی خواهیم کرد.

معمای پنجم: سکته قلبی و جانبازان

در جانبازان، مخصوصا جانبازان شیمیایی، بیماری قلبی به شدت زیاد است. در بین مراجعانم تا به امروز حدود ۶۰ درصد از کسانی که جانباز جنگی بودند به نوعی دچار بیماری عروقی هم بودند. چرا؟ همانطور که بعدها یادخواهیم گرفت افرادی که مدت‌ها دچار عفونت بوده‌اند و یا التهابات نهانی در بدنشان در حال اتفاق افتادن است، ریسک بیماری عروقی زیادی دارند. بدون توجه به سطح کلسترول این افراد، التهابات ناشی از عفونت‌ها باعث به‌وجود آمدن پلاک در رگ‌ها می‌شود.

این نظریه به هیچ وجه، نظریه‌ای جدید نیست. بیش از صدسال است که می‌دانیم در محل آترواسکلروزها باکتری و ویروس و ماکروفاژ وجود دارد. اما محققان تا چند سال پیش فکر می‌کردند، ابتدا ما دچار آترواسکلروز می‌شویم و بعد این باکتری‌ها در بافت‌های مرده رشد می‌کنند. اما امروزه با اسکن‌های خیلی دقیق می‌دانیم که دقیقاً برعکس آترواسکلروزها در محل التهابات ایجاد شده در رگ‌ها بوجود می‌آیند.

میزان سکته قلبی در اولین روز هفته چند برابر بیشتر از روزهای دیگر هفته است، چون استرس کاری در آن روز بیش از سایر روزهای هفته است. همچنین در ساعت‌های اول روز که هورمون کورتیزول (هورمون استرس) بالا است، میزان سکته قلبی بیشتر است.

دکتر «راونسکاو» در کتاب «باورهای نادرست در مورد کلسترول» توضیح می‌دهد: «عروق ما غیر از رساندن خون، کارهای مهم فیزیولوژیکی دیگری هم انجام می‌دهند. اگر بخشی از دیواره اندوتلیوم رگ آسیب ببیند و نتواند از عهده این اعمال مهم فیزیولوژیکی بربیاید، در آن نقطه آترواسکلروز بوجود می‌آید. عواملی مانند کمبود ویتامین B6 و B12، زیاد شدن آمینواسیدی به نام هموسیستئین، کمبود ویتامین‌ها، کمبود مس و زیاد شدن آهن می‌توانند این اختلالات دیواره‌ی عروق را ایجاد یا تشدید کنند. در مورد اینکه چه چیزهایی باعث آسیب اندولتیوم می‌شود اختلافات علمی وجود دارد و لیستی طولانی و در حال طولانی‌تر شدن از عوامل

است، اما در ایجاد این اختلالات تنها چیزی که دخیل نیست، کلسترول و چربی است.

> گری تابس در کتاب «کالری‌های خوب، کالری‌های بد» توضیح می‌دهد: «بالا بودن انسولین باعث می‌شود رگ‌ها انعطاف‌شان را از دست دهند. وقتی پس از مرگ رگ‌های کسی که قندخون و انسولین بالایی داشته را با فردی که انسولین کمی داشته مقایسه کنیم. در فرد دوم رگ‌ها به راحتی کش می‌آیند و انعطاف دارند، درحالی‌که، در فرد اول رگ‌ها در برابر فشار دچار ترک می‌شوند. بالا بودن قند خون و انسولین باعث افزایش ضایعات و زخم‌های میکروسکوپی در دیواره‌ی رگ‌ها می‌شود.»

چگونه التهاب را تشخیص دهیم؟

وقتی صحبت از التهاب می‌شود، باید به مقدار CReactiveProtein یا CRP در آزمایش بیمار توجه کرد. این بهترین ملاک برای تشخیص میزان التهاب مزمن است. اگر مقدار CRP در آزمایشات فرد بالا باشد، به این معنی است که مقدار التهاب در بدن فرد زیاد است و فرد در معرض ریسک بالایی برای ابتلا به انواع بیماری‌های التهابی از جمله بیماری قلبی قرار دارد. به صورت دقیق به تمام این نکات و مقدار ایده‌آل‌شان در آزمایش خون خواهم پرداخت.

CRP را کبد در واکنش به وجود التهاب در بدن تولید می‌کند و یک ملاک خوب برای سنجش میزان التهاب مزمن است، وقتی که CRP در بدن بیمار زیاد باشد، در قدم بعدی باید به دنبال عوامل اصلی ایجادکننده التهاب در بدن بگردیم. این پارامتر در تمام آزمایشگاه‌ها قابل سنجش است. از دکترتان بخواهید که CRP خون را اندازه‌گیری کند.

دکتر کسیا بجورک می گوید: «اگر ببینم CRP در بیمار کمتر از یک است، مقدار کلسترول‌اش هیچ اهمیتی برایم ندارد.»

التهاب در حقیقت چیز خوبی است. التهاب واکنش بدن و گشاد شدن عروق در

برابر موجودات و سموم آسیب‌رسان به بدن است. به‌عنوان مثال وقتی پایتان زخمی می‌شود، در محل زخم برای دفاع از بدن در برابر آلودگی‌های خارجی التهاب ایجاد می‌شود. اما عوامل التهاب‌زا بد هستند.

دکتر اوفی راونسکاو می‌نویسد: «در تمام تحقیقاتی که در مورد اثر داروهای ضد التهاب بر بیماری عروقی انجام شده، داروهای ضد التهاب باعث افزایش تعداد حملات قلبی شده‌اند. التهاب در بدن ضروری است، التهاب واکنش بدن به عفونت است. باید عوامل التهاب زا را کاهش دهیم نه خود التهاب را. محققان بیش از پنجاه نوع باکتری و ویروس را کشف کرده‌اند که باعث عفونت و در نتیجه التهاب عروق می‌شوند.»

لیپوپروتئین‌های حامل کلسترول بخش مهمی از سیستم دفاعی بدن در برابر میکروب‌ها است. تا امروز در ۱۵ مورد تحقیق مهم که در این زمینه منتشر شده است، نشان داده شده که، لیپوپروتئین‌ها، یکی از بهترین خنثی کننده‌های سموم در بدن هستند. سیستم دفاعی بدن در برابر سموم آهسته عمل می‌کند ولی لیپوپروتئین‌های حامل کلسترول، سیستم دفاعی فوری و سریع بدن هستند.

CRP ملاکی از میزان التهاب بدن است. همچنین با سنجش آن می‌توان ریسک بیماری قلبی را با دقت زیاد پیشبینی کرد و ارتباط بسیار محکمی بین این دو وجود دارد. اگر یک مهندسی معکوس انجام دهیم، خود همین نکته نشان می‌دهد که بیماری قلبی از کلسترول نیست و یک بیماری عفونی و التهابی است.

در فصل‌های آینده در مورد درمان‌های واقعی و درمان‌های مخرب صحبت خواهیم کرد. در آنجا لازم است درک کنید که التهاب خوب است، اما عوامل التهاب‌زا بد هستند. درمان‌هایی که عوامل التهاب‌زا را کاهش می‌دهند خوب هستند و درمان‌هایی که به صورت مصنوعی مانع التهاب می‌شوند، مضر هستند. درمان‌هایی که عوامل افزایش کلسترول را کاهش می‌دهند خوب هستند، اما درمان‌هایی که به صورت مصنوعی خود کلسترول را کاهش می‌دهند مضر هستند. اما فعلا در فصل بعد مقدماتی در مورد چربی‌ها یاد بگیریم و دوباره به بحث کلسترول بر خواهیم گشت.

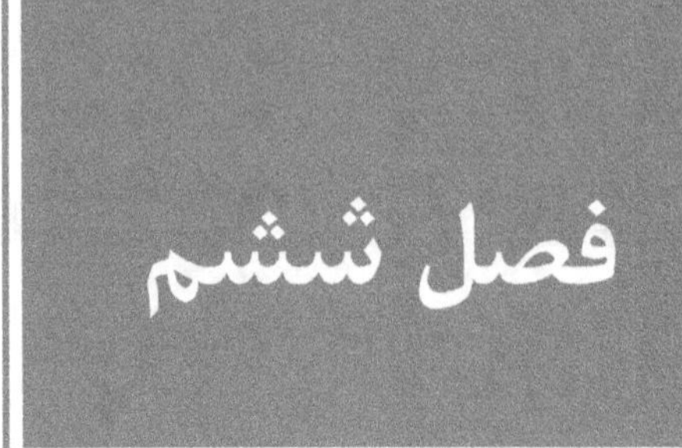

دکتر: تو یه احمقی، فکر می‌کنی با این کارا داری
به خودت کمک می‌کنی؟

وودروف: من یه احمقم؟؟؟ دکتر تو به من گفتی
یک ماه بیشتر زنده نمی‌مونم الان یک سال
گذشته!! چشمتو خوب باز کن ببین.

— فیلم «باشگاه خریداران دالاس»

چربی‌ها و روغن‌ها

مقدار چربی در یک رژیم غذایی سالم

طبق استانداردی که CDC سال‌ها برای مردم تعیین کرده است – چیزی
حدود ۵۱ درصد از انرژی باید از کربوهیدرات‌ها باشد، ۱۶ درصد از پروتئین و ۳۳
درصد از چربی‌ها. بر اساس کتاب «چربی خون، قاتل پنهان» از دکتر محمدصادق
کرمانی، باید ۵۵ درصد کربوهیدرات مصرف کنیم، ۲۰ درصد پروتئین و کمتر از ۲۵
درصد چربی. بر اساس توصیه‌های NIH نیز مردم باید ۵۵ تا ۶۰ درصد کربوهیدرات
بخورند و ۱۵–۱۰ درصد پروتئین و چیزی حدود ۳۵ درصد چربی. بر اساس آمار،
آنچه مردم به‌طورمعمول در زندگی مصرف می‌کنند بسیار نزدیک به این درصدهای
مذکور است. پس اگر مردم عملاً از این درصدهای توصیه‌شده پیروی می‌کنند چرا
بیماری‌های ناشی از تغذیه تا این حد رو به رشد است؟

در کتاب «پایان افسانه کالری‌ها، دیگر زمین صاف نیست» به‌صورت مفصل
توضیح داده‌ام که چرا دقیقاً همین درصدهای کذایی عامل رشد صعودی بیماری‌هایی

مثل، دیابت، سرطان، کبد چرب، چاقی، آلزایمر، بیماری عروقی و سکته شده است. عاملی که بیشترین تأثیر در رشد این بیماری‌ها را داشته ترویج همین «درصدهای کذایی» و رواج «چربی هراسی» در بین مردم بوده است.

سوئد اولین کشوری است که به‌صورت رسمی از رژیم‌های کم‌کربوهیدرات حمایت کرده. مصرف کره از سال ۲۰۰۵ و به‌خصوص سال ۲۰۰۸ به بعد به‌شدت بالا رفته، تا جایی که حتی مدتی، رانندگان کامیون‌های باری، به قاچاق کره رو آورده بودند. سوئد تنها کشوری است که توانسته رشد اپیدمی چاقی را متوقف کند.

با استانداردی که در این کتاب معرفی می‌کنم، برای حفظ یک زندگی سالم و داشتن اندامی متناسب، بهتر است حداقل ۵۰ تا ۶۰ درصد از غذای روزانه از چربی‌ها و به‌خصوص از چربی‌های اشباع‌شده باشد، حدود ۲۰ تا ۲۵ یا حداکثر ۳۰ درصد از پروتئین‌ها و چیزی حدود ۱۰ الی ۳۰ درصد از کربوهیدرات‌ها. اگر می‌خواهید وزن کم کنید و یا دچار بیماری‌های «سندرم متابولیک» هستید، باید مصرف کربوهیدرات‌ها را تا جای ممکن کاهش دهید (به کمتر از ۱۰ درصد) و کربوهیدرات‌ها را با چربی‌ها و چربی‌های اشباع‌شده جایگزین کنید. این درصدهایی هستند که خودم سعی می‌کنم بیشتر اوقات به آن‌ها پایبند باشم.

به بیماری‌هایی که ریشه در بالا بودن سطح انسولین در بدن دارند «سندرم متابولیک» گفته می‌شود. که شامل «دیابت، سرطان، کبدچرب، چاقی، آلزایمر، بیماری عروقی و سکته و چندین بیماری دیگر است». در پیشگیری از این نوع بیماری‌ها هیچ دارویی نمی‌تواند به‌اندازه تغذیه‌ی سالم مؤثر باشد.

چربی (تری گلیسیرید)

یک «اسید چرب»، زنجیره‌ای تشکیل شده از کربن‌ها و هیدروژن‌ها است.

این اسیدهای چرب بر اساس تعداد اتم‌های کربن تشکیل‌دهنده‌ی زنجیره، طول‌های مختلفی دارند که به سه دسته «اسیدهای چرب زنجیره کوتاه»، «اسیدهای

چرب زنجیره متوسط» و «اسیدهای چرب زنجیره بلند» تقسیم می‌شوند.

از ترکیب سه «اسید چرب» با یک مولکول دیگر به نام «گلیسیرول» مولکول بزرگی به نام «تری‌گلیسیرید» یا همان چربی تولید می‌شود.

چربی‌ها یا از طریق خوردن وارد بدن می‌شوند، یا بدن ما آن‌ها را از تبدیل کربوهیدرات‌ها و قندها به چربی در کبد تولید می‌کند.

چربی خون

چربی خون، چربی‌ای است که بدنتان در کبد، تولید یا بازیافت می‌کند. چربی‌هایی که می‌خورید مستقیم وارد خون نمی‌شوند، بلکه از طریق گره‌های لنفاوی، وارد بدن می‌شوند. بسیار مهم است که درک کنیم، هر گردی گردو نیست، چربی‌هایی که می‌خورید مسیرهای متفاوتی را طی می‌کنند و چربی خون که در کبد تولید می‌شود چیز دیگری است. در کبد چربی یا از تبدیل قندها تولید می‌شود، یا از بازیافت چربی‌هایی که در زمان چربی‌سوزی از ذخایر چربی بدنتان آزاد کرده‌اید. مشکل اصلی این است که بسیاری فکر می‌کنند وقتی چربی می‌خورند این چربی‌ها مستقیم و کنترل نشده وارد خون و کبد می‌شوند. درحالی‌که چربی‌ها در آب حل نمی‌شوند و در خون توسط حامل‌هایی به نام لیپوپروتئین و کایلومایکرون‌ها جابه‌جا می‌شوند.

اسیدچرب ضروری و اسیدچرب غیرضروری

اسیدهای چرب ضروری آن‌هایی هستند که بدن‌مان نیاز دارد، اما قادر به تولید آن‌ها نیست و حتماً باید از منابع غذایی تأمین شوند. اسیدهای چرب غیرضروری آن‌هایی هستند که بدن قادر به تولید آنها است یا نیازی به آنها ندارد، بنابرین اگر از منابع بیرونی تأمین نشوند مشکلی ایجاد نمی‌شود.

مهم‌ترین اسیدهای چرب ضروری عبارتند از: ۱- امگا ۳،   ۲- امگا ۶

اسیدهای چرب امگا ۷ و امگا ۹ جز اسیدهای چرب غیرضروری هستند.

اسیدهای چرب امگا ۳ خواص ضدالتهاب دارند و برعکس اسیدهای چرب امگا ۶ التهاب‌ساز هستند. التهاب خوب است، اما به شرطی که بخش ضدالتهاب بدن هم

به اندازه لازم وجود داشته باشد. در حالت ایده‌آل میزان امگا ۶ باید به اندازه‌ی امگا ۳ باشد، یا امگا ۶ حداکثر حدود چهار برابر مقدار امگا ۳ باشد. اما به دلیل مصرف روغن‌های گیاهی که منبع اصلی ورود امگا ۶ به بدن هستند، بیش از ۱۵ تا ۳۰ برابر امگا ۶ اضافی وارد بدن می‌شود، که این برای عروق «به‌شدت» مضر است. به‌عنوان‌مثال مقدار امگا ۶ در روغن ذرت ۴۶ برابر بیشتر از امگا ۳ در آن است.

مصرف متوازن امگا ۳ و امگا ۶ بسیار مهم‌تر از مقدار مصرف هرکدام از آنها است. در مورد امگا ۶ این نکات را به یاد بسپارید. با این‌ها زیاد سروکار خواهیم داشت.

به صورت کلی باید مقدار مصرف اسیدهای چرب امگا ۳ را افزایش دهید و مصرف اسیدهای چرب امگا ۶ را محدود کنید. امگا ۳ به صورت کلی در ماهی‌ها به‌خصوص سالمون، ساردین، گوشت، تخم‌مرغ، مغز، گردو، تخم کتان، تخم چیا، روغن‌ماهی و برخی منابع دیگر وجود دارد. ماهی‌های غیرپرورشی و به‌خصوص آب‌های سرد (جنوب) بیشترین مقدار امگا ۳ را دارند.

مصرف مکمل امگا ۳ یکی از اولین مکمل‌هایی است که بیماران قلبی تجویز می‌شود. همچنین همانطور که فصل آخر کتاب «پایان افسانه کالری‌ها» توضیح دادم، امگا ۳ یکی از بهترین موادی است که می‌تواند در درمان بیماری دیابت و چاقی مؤثر باشد چراکه یکی از دلایل چاقی، افزایش التهابات بدن است. همچنین امگا ۳ یکی از بهترین پاکسازهای طبیعی کبد است.

امگا ۳

نکته: به یاد داشته باشید که امگا ۳ یک نوع ماده نیست، بلکه نامی است که به گروهی از چربی‌ها اطلاق می‌شود. اگر در یک اسید چرب، آخرین پیوند دوگانه روی کربن سوم باشد امگا ۳ نام دارد و اگر روی کربن ششم باشد امگا ۶ نام دارد (البته یک سری جزئیات دیگر هم دارد). اسیدهای چرب ALA ،DHA، EPA همگی جز اسیدهای چرب امگا ۳ دسته‌بندی می‌شوند. اسیدهای چربی مانند LA لینولئیک اسید و AA در گروه چربی‌های امگا ۶ قرار می‌گیرند.

تناسب درست بین امگا ۳ و امگا ۶ فواید زیر را دارد : پیشگیری از التهابات و جلوگیری از بیماری عروقی، مانع لخته شدن خون دررگ‌ها، رشد سلول‌های مغزی، افزایش مقاومت بدن در برابر بیماری‌ها، جلوگیری از ایجاد و پخش سرطان، افزایش ضریب هوشی کودکان و جلوگیری از پوکی استخوان.

دقت کنید که همیشه تاکید می‌کنم مصرف متناسب امگا ۳ و امگا۶.. اگر امگا ۶ زیادی از چربی‌های گیاهی می‌خورید شاید مصرف زیاد امگا ۳ نتواند چاره‌ساز شود. اگر میزان کمی امگا ۳ می‌خورید ولی امگا ۶ کمی هم مصرف می‌کنید این خیلی بهتر از حالت قبل است.

طبقه‌بندی بر اساس اشباع‌شدگی

اسیدهای چرب از دید اشباع‌شدگی به سه دسته تقسیم می‌شوند.

۱-   چربی‌های اشباع‌شده.

۲-   چربی‌های اشباع‌نشده تک پیوندی (مونو)

۳-   چربی‌های اشباع‌نشده چند پیوندی (پلی)

اما اشباع‌شدگی چیست؟

اسیدهای چرب، زنجیره‌ای از اتم‌های کربن و هیدروژن هستند. هر کربن می‌تواند با ۴ اتم دیگر پیوند ایجاد کند. اگر در اسیدچرب تمام اتم‌های کربن تمام پیوندهای ممکن را ایجاد کرده باشند و پیوند آزاد (پیوند دوگانه/قابل آزاد شدن) نداشته باشند به آن چربی اشباع‌شده می‌گوییم. اگر اتم‌های کربن موجود در زنجیره چربی، پیوند آزاد (دوگانه‌ی قابل آزاد شدن) داشته باشند به آن‌ها اشباع‌نشده می‌گوییم، یعنی هنوز تمام پیوندهایشان اشباع‌نشده و قابلیت این را دارد که با مواد دیگر ترکیب شود.

اگر در زنجیره‌ی اسیدچرب، تنها یکی از پیوندها اشباع‌نشده باشد، به آن‌ها می‌گوییم اشباع‌نشده تک پیوندی (مونو)، و اگر چندین پیوند اشباع‌نشده (پیوند دوگانه) داشته باشند، به آن‌ها اشباع‌نشده چند پیوندی (پلی) می‌گوییم.

تمام انواع روغن‌ها و چربی موجود در خوراکی‌ها ترکیبی از تمام این سه نوع چربی هستند. در چربی‌های حیوانی و چربی‌های جامد مقدار چربی اشباع‌شده غالب

است و در روغن‌های مایع چربی اشباع‌نشده چند پیوندی غالب است یا در روغن زیتون و کانولا چربی‌های اشباع‌نشده مونو بیشتر هستند. (در انتهای فصل نمودار تقسیم‌بندی انواع چربی‌ها وجود دارد.)

اشباع‌نشده پلی   اشباع‌نشده مونو   اشباع‌شده

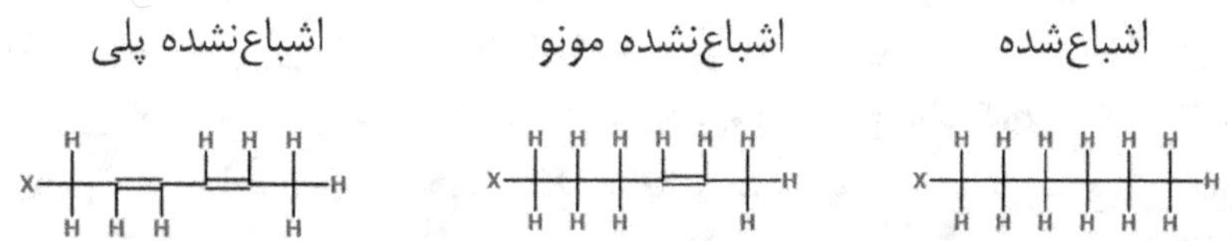

هرچه چربی، اشباع‌شده‌تر باشد:

۱- جامدتر است. (چون زنجیره چربی‌های اشباع‌شده خطی هستند و محکم‌تر در کنار هم قرار می‌گیرند.)

۲- دمای بیشتری را تحمل می‌کند و نمی‌سوزد. (در پخت‌وپز دود نمی‌کند)

۳- سالم‌تر است، که مفصل در موردش صحبت خواهم کرد.

۴- باعث افزایش کلسترول خوب می‌شود. (به‌جز چربی‌هایی که به‌صورت مصنوعی اشباع‌شده باشند.)

۵- اکسیده نمی‌شود و بخار سمی کمتری دارد (باعث سرطان نمی‌شود).

به صورت کلی چربی اشباع‌شده در چربی‌های حیوانی، روغن حیوانی، کره، روغن نارگیل و روغن پالم بیشتر است. چربی‌های اشباع‌نشده و چربی‌های بد در روغن‌های گیاهی، مثل روغن ذرت و سویا، کتان قرار دارند. چربی‌های موجود در روغن زیتون، کانولا یا بادام‌زمینی بیشتر از نوع اشباع‌نشده تک پیوندی هستند هرچند که بسیار بهتر از روغن‌های اشباع‌نشده چند پیوندی‌اند ولی ضعیف‌تر از چربی‌های اشباع‌شده هستند.

برای پخت‌و پز سعی کنید تا جای ممکن از روغن‌های اشباع‌شده استفاده کنید. در رده دوم می‌توانید از روغن‌های اشباع‌نشده تک پیوندی مانند روغن کانولا و روغن زیتون استفاده کنید. تا جای ممکن از بقیه انواع روغن‌های مایع یا جامد گیاهی مثل روغن ذرت یا کنجد پرهیز کنید.

چربی‌های هیدروژنه (گیاهی جامد) و نیمه هیدروژنه

هنگامی که توصیه شد از چربی‌های حیوانی پرهیز کنید، مردم و صنایع غذایی با مشکلی بزرگی مواجه شدند. چربی‌های گیاهی و اشباع‌نشده، در دمای اتاق مایع هستند و نمی‌توان از آن‌ها در تهیه شکلات و بسیاری از خوراکی‌هایی که لازم است در دمای اتاق جامد بمانند استفاده کرد. روغن‌های مایع ماندگاری بالایی ندارند و دمای کمی را می‌توانند تحمل کنند و به راحتی اکسیده می‌شوند و می‌سوزند. نمی‌توان از آن‌ها برای چند بار سرخ کردن استفاده کرد. همچنین نگهداری طولانی مدت روغن‌های مایع خطرناک است چون به‌راحتی اکسیده می‌شوند. به دلایل فوق، صنایع روغن‌سازی شروع به تبدیل روغن‌های گیاهی مایع به چربی‌های هیدروژنه و نیمه هیدروژنه جامد، کردند.

روغن‌های هیدروژنه، روغن‌های مایع و گیاهی‌ای هستند که به‌صورت مصنوعی توسط شرکت‌ها با ترکیب کردن با هیدروژن‌های اضافه، جامد می‌شوند. هرچه تعداد مولکول‌های بیشتری از چربی را اشباع کنند، آن روغن هیدروژنه‌تر است و اگر درصد کمتری از چربی‌ها را اشباع کنند، نیمه هیدروژنه می‌شود.

این نوع چربی‌ها مضرترین نوع چربی‌ها هستند. هیدروژنه کردن روغن‌های گیاهی باعث می‌شود متابولیسم هضم آن‌ها در بدن دچار مشکل شود. در هنگام تولید این نوع چربی‌ها، چربی‌هایی به نام ترانس هم تولید می‌شود. به‌صورت کامل از این نوع چربی‌ها پرهیز کنید. همچنین در فرایند هیدروژنه کردن (هیدروژناسیون)، اسیدهای چرب مفید مانند امگا ۳، تخریب می‌شوند.

سؤال: کره گیاهی مصرف کنیم یا کره حیوانی؟

از کره گیاهی و مارگارین پرهیز کنید. کره حیوانی جزو بهترین چربی‌هایی است که می‌توان برای هر منظوری از جمله پخت‌وپز استفاده کرد. گزینه‌ای که خودم برای خوردن و پخت‌وپز و سرخ‌کردن انتخاب می‌کنم، همیشه، یا روغن نارگیل است، یا کره حیوانی. کره گیاهی را می‌توان برای مصارف غیرخوراکی استفاده کرد، واقعا از کره‌گیاهی برای خوردن نباید استفاده شود. برای سرخ کردن می‌توان از کره‌ی حیوانی آبگیری شده (کره سرخ کردنی) استفاده کرد تا هنگام پخت و پز دود نکند.

چربی‌های ترانس

چربی‌های ترانس سم هستند.

در فرایند تولید چربی‌های هیدروژنه، بسیاری از چربی‌ها به صورت کامل اشباع نمی‌شوند، که به این‌ها چربی‌های ترانس گفته می‌شود.

ماری اِنگ، نویسنده کتاب «چربی بخور تا لاغرشوی»، یکی از دو محققی است که عمرشان را به تحقیق در مورد چربی‌های ترانس صرف کرده‌اند. او می‌گوید: «چربی‌های ترانس که سال‌های سال توسط برخی سازمان‌های بزرگ مانند USDA و CSPI به‌عنوان یک نوع چربی غیر مضر حمایت شدند و وارد زندگی مردم شدند، در یک عبارت: «سم هستند»».

وقتی مادران باردار چربی‌ترانس مصرف می‌کنند، این «سم» وارد بدن نوزاد می‌شود و از همان دوران کودکی، باعث مشکلات بینای در کودک می‌شود.

تحقیقات نشان داده‌اند که مصرف چربی‌های ترانس توسط مادران در دوران بارداری باعث می‌شود، کودکان‌شان بااستعداد چاقی فعال بدنیا بیایند. مغز این کودکان به‌درستی نمی‌تواند سیگنال‌های سیری و گرسنگی، که هورمون‌ها ارسال می‌کنند را دریافت کند.

قرار گرفتن چربی‌های ترانس در غشای سلول‌ها می‌تواند عمل جذب مواد غذایی توسط سلول‌ها را مختل کند. یکی از اصلی‌ترین عوامل التهاب‌زا در بدن، همین چربی‌های ترانس هستند. این روغن‌ها باعث افزایش کلسترول LDL و کاهش کلسترول HDL می‌شوند. چربی‌های ترانس خطر ابتلا به سرطان روده را افزایش می‌دهند و حتی موجب ایجاد یا تشدید آلرژی‌ها می‌شوند.

نصف این کتاب را می‌توان به فهرست کردن مضرات چربی‌های ترانس پرداخت، اما به‌طور خلاصه باید گفت: «با تمام وجود از چربی‌های ترانس فرار کنید.» از سال‌های ۱۹۹۰ USDA از چربی‌های هیدروژنه و ترانس حمایت می‌کرد. در سال ۲۰۰۳ USDA شرکت‌ها را مجبور کرد روی بسته‌بندی مقدار چربی ترانس موجود در مواد غذایی را ذکر کنند، در سال ۲۰۱۴ محدودیت حداکثر ۲ درصد چربی ترانس توسط USDA گذاشته شد و به زودی باید این عدد به صفر مطلق برسد.

مصرف چربی‌های ترانس باعث افزایش احتمال ناباروری می‌شود. کسانی که به سندرم PCOS مبتلا هستند باید به‌شدت از چربی‌های ترانس پرهیز کنند.

چربی‌های ترانس بعد از قند فروکتوز دومین عامل اصلی در ایجاد بیماری «مقاومت به انسولین» و در نتیجه فعال شدن استعداد چاقی هستند. خیلی خلاصه اینکه بدن ما نمی‌داند با این چربیِ ترانس چه کند. اگر مجبور شدید از روغن‌های جامد گیاهی استفاده کنید، حتماً روغنی را انتخاب کنید که میزان چربی ترانس آن صفر باشد.

بسیاری از مردم تصور می‌کنند که چون در خانه از چربی هیدروژنه و گیاهی جامد پرهیز می‌کنند، پس در امان هستند. اما ...فکر می‌کنید روغنی که در پخت‌وپز رستوران‌ها، در تهیه کیک و شیرینی، در موادغذایی بسته‌بندی‌شده و تمام صنایع غذایی استفاده می‌شود چه روغنی است؟

پاسخ: ارزان‌ترین روغن ... و این ارزان‌ترین روغن‌ها همیشه روغن‌های بی‌کیفیت گیاهی و به‌خصوص گیاهی جامد هستند. حتی اگر در خانه از روغن‌های سالم استفاده می‌کنید ولی از محصولات بسته‌بندی شده‌ی زیادی استفاده می‌کنید، بدون تردید مقدار زیادی از چربی‌هایی که سم هستند را وارد بدن می‌کنید.

نسل بعدی روغن‌ها

روغن پالم از طرف کشورهای استوایی و شرق تولید می‌شود و روغن ذرت روغن‌هایی هستند که تولید عمده آن‌ها در دنیا در دست آمریکا و غرب است. روغن پالم، جامد، اشباع‌شده، ارزان‌تر و باکیفیت‌تر از روغن‌های گیاهی و هیدروژنه است. نینا تایکلز در کتاب تاریخ تغذیه «TheBigFatSurprise» توضیح می‌دهد، زمانی که روغن‌پالم (روغن هسته خرما) در رقابت با تولید روغن هیدروژنه و روغن ذرت پیشی می‌گرفت، شرق و غرب در برابر هم قرار گرفتند تا هر کدام روغن‌های خودشان را ازلحاظ علمی ثابت کنند و روغن‌های رقیب را مضر جلوه دهند و مقادیر زیادی تحقیق و مقاله در حمایت از اهدافشان «تولید کردند». درنهایت غرب و

آمریکا برنده این رقابت علمی-سیاسی شدند.

جنگ تبلیغاتی بین روغن پالم و روغن ذرت برای ۲۰ سال باقی ماند. اما این جنگ علمی-سیاسی برای آمریکا مثل تف سربالا بود. امروزه با کشف مضر بودن روغن‌های ذرت و هیدروژنه، شرکت‌های تولیدکننده مواد غذایی حتی در آمریکا، به سمت استفاده دوباره از روغن پالم روی آورده‌اند و از مواضع ضدپالم خود عقب‌نشینی کرده‌اند چون تنها روغن جامد طبیعی و ارزانی است که ضررهای روغن‌های ذرت و هیدروژنه را ندارد.

هنوز هم فکر می‌کنید پول و سیاست درتعیین علمی که در جامعه «مد می‌شود» بی‌تاثیر است؟ امروز «مد علمی» در جامعه درمورد روغن‌ها چیست؟ کنجد!!!

روغن‌های سرخ‌کردنی تراریخته و اینتراستریفای

پس از منع‌شدن و کشف مضر بودن روغن‌ها ترانس و هیدروژنه به‌تدریج شرکت‌های زیادی به این فکر افتادند که نسل بعدی روغن‌های مناسب برای پخت‌وپز را تولید کنند. روغن‌های سرخ‌کردنی اینتراستیرفای شده نسل بعدی هستند. در فرایند «اینتراستریفای» کردن، ترتیب اسیدهایِ چرب روی مولکول گلیسیرول را تغییر می‌دهند و اسیدهای چرب را به صورت کاملاً تصادفی روی مولکول گلیسیرول می‌چینند.

راه‌کار بعدی برای تولید روغن‌های نسل جدید، پرورش دانه‌های ذرت و تخم آفتابگردان‌های تراریخته یا دستکاری‌شده‌ی ژنتیکی یا GMO برای تولید چربی بیشتر و با طمع بهتر و کیفیت بهتر جهت پخت و پز است. در این راهکار سعی می‌کنند از همان ابتدا که دانه رشد می‌کند مقدار اولئیک اسید (اسیدی که در روغن زیتون وجود دارد و شواهد نشان می‌دهند مفید است) را بیشتر کنند و لنولئیک اسید (که شواهد نشان می‌دهند با ایجاد سرطان در ارتباط است) را کاهش دهند.

آیا سالم هستند یا نه؟ کسی نمی‌داند. شاید نیت خوبی پشت‌شان هست، ولی می‌دانیم که مصنوعی هستند و تا به حال هر چیز مصنوعی بعد از چندین سال معلوم شده که مضر است. حتی تحقیقاتی وجود دارند که نشان می‌دهند روغن‌های

تراریخته می‌توانند باعث ناباروری و مشکلات جنسی شوند. تا جای ممکن، به خصوص برای پخت و پز، از هر نوع روغن گیاهی مایع و جامد پرهیز کنید، مخصوصاً روغن‌های آفتابگردان، سویا و ذرت و کنجد.

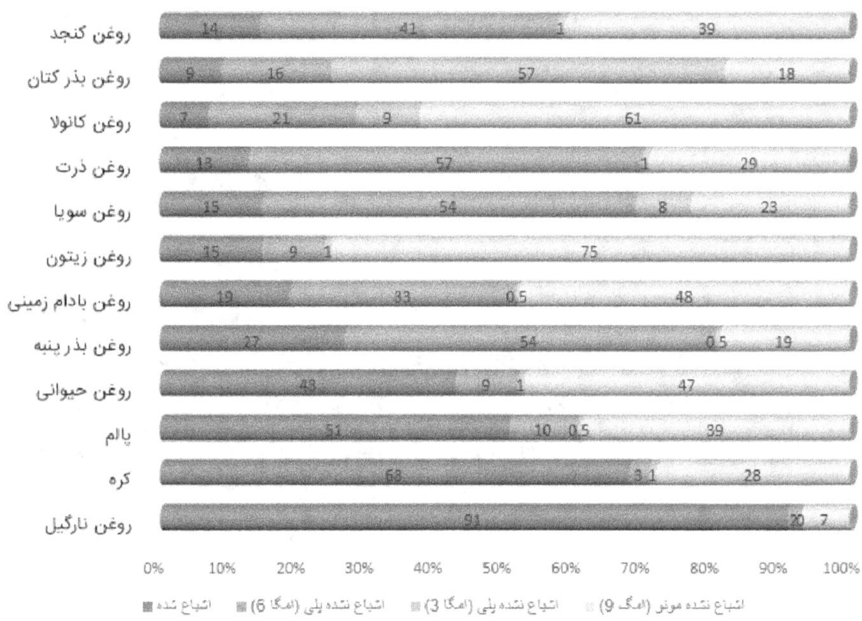

مقایسه انواع روغن‌ها را می‌تواند در لینک www.madresefitness.ir/accnbook بخوانید.

«شاید بتونی به یک گربه بگی ماهی، اما این باعث نمیشه که اون گربه بتونه شنا کنه».

کلسترول بد! کلسترول خوب!

کلسترولی در خون وجود ندارد

به‌هیچ‌وجه هیچ کلسترول یا چربی‌ای در خون وجود ندارد، چراکه خون یک مایع مبتنی بر آب است و چربی‌ها هرگز در آب حل نمی‌شوند. در خون، چربی‌ها به کمک لیپوپروتئین‌ها جابه‌جا می‌شوند. لیپوپروتئین‌ها از ترکیب چربی و پروتئین درست شده‌اند و می‌توانند مانند پوششی، چربی و کلسترول را در خود جای بدهند و وارد خون شده، کلسترول و چربی‌ها را به مقصد موردنظر برسانند. به‌طور عامیانه، لیپوپروتئین‌ها ماشین‌های حمل کلسترول و چربی در خون هستند.

در افرادی که به تنگی عروق دچار می‌شوند، این لیپوپروتئین‌های حامل کلسترول هستند که در دیواره رگ‌ها گیر می‌کنند و کلسترول به‌خودی‌خود هیچ نقشی در تنگی عروق ندارد. لفظ کلسترول و چربی در خون صرفاً یک لفظ عامیانه است و در اصل هیچ کلسترولی در خون وجود ندارد ولی به صورت رایج به این حامل‌های کلسترول، صرفاً کلسترول گفته می‌شود و این دید را ایجاد می‌کند که

خوردن کلسترول و کلسترول خون باعث رسوب در رگ‌ها است.

دکتر راونسکاو می‌گوید: «ازآنجایی‌که کلسترولی در خون وجود ندارد و همگی در پوشش لیپوپروتئین‌ها پنهان شده‌اند چطور ممکن است که کلسترول باعث ایجاد زخم‌ها و التهابات شود و بعد در رگ‌ها رسوب کند؟ چطور ممکن است کلسترولی که هیچ تماسی با رگ‌ها ندارد عامل ایجاد پلاک‌های آترواسکلروز شود؟ حتی این موضوع چند ده سال است که اثبات‌شده است که لیپوپروتئین‌ها سربازهای بدن هستند و نه عامل بیماری، ولی باورکردنی نیست که هنوز اکثر دکترها اصرار دارند که باید کلسترول و چربی حیوانی کمتری مصرف کنیم.»

«حتی اگر لفظاً به گربه بگوییم ماهی، این باعث نمی‌شود گربه بتواند شنا کند».

در بدن لیپوپروتئین‌ها -حامل‌های چربی و کلسترول- مختلفی وجود دارند که شامل: حامل‌های IDL، VLDL، HDL، LDL و کایلومایکرون‌ها هستند. این حامل‌ها برحسب نوع پروتئین و یا نوع باری که حمل می‌کنند دسته‌بندی شده‌اند.

کلسترول بد: LDL و کلسترول خوب: HDL

LDL و HDL، کلسترول نیستند. این‌ها لیپوپروتئین یا ماشین‌های حامل کلسترول هستند. لیپوپروتئین‌های LDL، حامل‌های اصلی کلسترول در بدن هستند که کلسترول را به اعضای دیگر می‌رسانند. به‌صورت سنتی همیشه کلسترول درون LDL ها به‌عنوان «کلسترول بد» شناخته شده است. HDLها کوچک‌ترین حامل‌های چربی و کلسترول در بدن هستند. HDLها حامل‌های برگرداننده کلسترول هستند، که کلسترول LDL را از سطح رگ و سلول‌ها جمع‌آوری می‌کنند و به کبد حمل می‌کنند.

نام‌گذاری کلسترولی که درون حامل‌های HDL وجود دارد به‌عنوان «کلسترول خوب» و نام‌گذاری کلسترول درون حامل‌های LDL به‌عنوان «کلسترول بد»، بسیار اشتباه است. دکتر «پیتر آتیا» می‌گوید: «دقیقاً به همان اندازه‌ای که رنگ چشم باعث ایجاد بیماری قلبی می‌شود، کلسترول هم تأثیر دارد.» چیزی به نام کلسترول خوب و کلسترول بد، یک اشتباه محض است، تمام کلسترول‌ها عالی هستند.

دکتر رابرت لاستیگ نویسنده کتاب «The Fat Chance» می‌گوید: «دانستن مقدار کلسترول کل بی‌ارزش است. کلسترول صرفاً محتویات درون حامل‌ها است. آنچه مهم و تعیین‌کننده است، نوع حامل‌های کلسترول است.»

برای جلوگیری از ابهام به کلسترول‌هایی که درون حامل‌های LDL هستند، LDL-C یا «کلسترول LDL» می‌گوییم و به خود حامل‌های LDL، LDL-P می‌گوییم. آن‌چیزی که در یک آزمایش خون معمولی محاسبه می‌شود LDL-C یا کلسترول درون حامل‌های LDL است.

معمای ششم: شریان اصلی یا وریدها

بیماری‌های عروقی و آترواسکلروزها در شریان اصلی ایجاد می‌شوند و در وریدها و سیاهرگ‌ها ایجاد نمی‌شوند. اگر عامل ایجاد آترواسکلروزها، رسوب کلسترول می‌بود، وریدها باید اول از همه دچار این رسوب‌ها می‌شدند، چراکه فشار خون در وریدها کمتر است. درحالی که دقیقاً برعکس، آترواسکلروزها در عروق اصلی ایجاد می‌شوند. این یعنی کلسترول نمی‌تواند مقصر بیماری عروقی باشد.

اگر کلسترول مقصر بود باید تمام رگ‌های بدن دچار رسوب و آترواسکلروز می‌شدند. اما فقط برخی از رگ‌ها به این ضایعات دچار می‌شوند. این نادرست بودن تئوری «رسوب کلسترول در رگ‌ها» را به وضوح نشان می‌دهد.

اگر دفعه بعد کسی به شما گفت که خوردن چربی و کلسترول زیاد باعث رسوب آن‌ها در رگ‌هایتان می‌شود، از او بپرسید «پس چرا فقط برخی از رگ‌ها دچار این رسوب می‌شوند و بقیه نه؟»

همان‌طور که بعداً در این کتاب خواهیم دید، در عروق اصلی، به علت فشار خون بالا و همچنین حرکت عضلانی رگ‌های عروقی مانع از خروج لیپوپروتئین‌هایی که برای ترمیم التهابات به محل التهاب رفته‌اند می‌شود و لیپوپروتئین‌ها در محل حادثه دفن می‌شوند و دلیل ایجاد بیماری عروقی به هیچ وجه کلسترول نیست.

لیپوپروتئین VLDL

قبل از ادامه صحبت‌ها لازم است با VLDL هم آشنا شویم. VLDL ها نوع

دیگریِ از لیپوپروتئین‌ها هستند که ۸۰ درصد از بارشان چربی (تری گلیسیرید) و حدوداً ۲۰ درصد از بارشان کلسترول است. وقتی حرف از چربی‌خون می‌شود، درواقع منظور مقدار چربی‌ها و تری‌گلیسیریدهایی است که درون این حامل‌های VLDL وجود دارند. این حامل‌ها وقتی به سلول‌های مختلف سر می‌زنند و کم‌کم بار چربی‌شان را تحویل سلول‌های می‌دهند و در نهایت فقط درونشان کلسترول باقی می‌ماند و تبدیل به LDL می‌شوند.

اندازه‌گیری یا تخمین؟

دکتر توماس دیسپرینگ عقیده دارد که: «نادقیق‌ترین ملاک برای تخمین ریسک بیماری عروقی، نگاه کردن به کلسترول کل و کلسترول درون LDL ها است، متأسفانه این دقیقاً همان کاری است که اکثر دکترها انجام می‌دهند».

آنچه به‌عنوان کلسترول LDL در برگه آزمایش‌تان می‌بینید درواقع تخمینی از مقدار کلسترول درون حامل‌های LDL است که از روی یک فرمول به نام معادله فریدوالد محاسبه می‌شود (البته فرمول‌های دیگری هم برای محاسبه سطح LDL وجود دارد). بسیاری از مردم نمی‌دانند این یک عدد تخمینی و محاسبه‌شده است، نه اندازه‌گیری شده. یعنی این عدد از روی پارامترهای دیگر محاسبه می‌شود ولی باز دکترها این عدد را مهم‌ترین عدد در برگه آزمایش می‌دانند و سعی می‌کنند این عدد را به زیر ۱۰۰ برسانند.

این نکته از دکترِ مسترجان جای تأمل دارد: «وقتی ما کلسترول LDL را اندازه‌گیری نمی‌کنیم و صرفاً بر حسب بقیه عددها محاسبه می‌کنیم، توجه به آن مطلقاً بی‌ارزش است صرفاً اگر به نسبت کلسترول کل تقسیم بر HDL دقت کنید، به‌هیچ‌عنوان دیگر نیازی به دانستن مقدار کلسترول LDL ندارید، چه برسد بخواهید بر اساس آن دست به کار شوید.»

آیا راهی به‌غیراز تخمین و محاسبه، برای اندازه‌گیری دقیق LDL ها به طور مستقیم وجود دارد؟ در فصل‌های آینده در مورش مفصل توضیح خواهم داد. ولی قبلش بهتر

است موضوعی مهم‌تر را یاد بگیریم.

انواع حامل‌های LDL

این بخش شاید یکی مهم‌ترین بخش‌های این کتاب باشد پس لطفاً به‌دقت بخوانید و به یاد بسپارید.

LDL ها همواره به‌عنوان یک مجرم شناخته می‌شدند. اما تحقیقات رونالد کراوس لیپیدولوژیست مطرح از دانشگاه برکلی نشان داد که حامل‌های LDL انواع مختلفی دارند. حامل‌های LDL را می‌توان به دو دسته کلی تقسیم کرد:

۱– الگوی A: حامل‌های LDL بزرگ و بی‌خطر

۲– الگوی B: حامل‌های LDL ریز و خطرناک

حامل‌های LDL دو دسته هستند، دسته اول، حامل‌هایی که مانند کامیون بزرگ هستند، و دسته دوم، حامل‌هایی که مانند وانت‌های کوچک‌تر هستند. بار تمام این حامل‌ها کلسترول است، آنچه که تعیین کننده ریسک بیماری قلبی است نوع حامل‌ها است نه بارشان. کشف انواع مختلف حامل‌های LDL در اواخر دهه ۱۹۹۰، دنیای تحقیقات در مورد چربی و کلسترول و بیماری قلبی را طی ۱۵ سال گذشته به‌کلی دگرگون کرده است.

برای ما مهم این است که بدانیم آیا حامل‌های LDL در خون ما عمدتاً از نوع درشت و بی‌خطر هستند یا از نوع ریز و خطرساز. ممکن است فردی دارای کلسترول LDL ۱۳۰ باشد اما، حامل‌های LDL اش از نوع درشت و بی‌خطر باشند (اتفاقی که در رژیم‌های گوشتخواری رخ می‌دهد) یا شاید کلسترول LDL اش کمتر از ۱۰۰ باشد اما حامل‌های LDL اش از نوع ریز و خطرناک باشند (اتفاقی که در رژیم‌های گیاه‌خواری رخ می‌دهد.) به دید دکترتان احتمالاً فرد دوم سالم‌تر است. اما آن‌قدر مهم نیست که مقدار کل کلسترول درون حامل‌ها چقدر باشد، بلکه ما می‌خواهیم تعداد حامل‌های ریز و خطرناک کم‌تری داشته باشیم.

دکتر لاستیگ نویسنده کتاب «شانسی دوباره برای چربی‌های» می‌گوید: «کلسترول بی‌اثر است و حامل‌های کلسترول تعیین کننده هستند. وقتی این حامل‌ها

از نوع HDL باشند خوب هستند. وقتی این حامل‌ها از نوع LDL های الگوی A باشند، بی‌خطر هستند. وقتی این حامل‌ها VLDL باشند، خطرناک هستند وقتی این حامل‌ها LDL های الگوی B باشند بسیار خطرساز هستند. در هر ۴ حالت، بار درون این حامل‌ها کلسترول است. کلسترول به خودی خود هیچ خطری ندارد.»

نتیجه‌ی یک بازی فوتبال

کلسترول کل = مجموع کلسترول HDL (خوب) + کلسترول LDL نوع A (بی‌اثر) + کلسترول LDL نوع B (پرخطر) + کلسترول VLDL

دانستن مقدار کلسترول کل یا مقدار کلسترول LDL مانند این است که بدانیم نتیجه بازی فوتبال بین استقلال و پرسپولیس ۶ تا گل داشته است. تعداد کل گل‌های یک بازی هیچ اطلاعات با ارزشی به ما نمی‌دهد. مهم این است که بدانیم آیا تیم ما برنده بوده یا تیم رقیب و با چه اختلافی، نه اینکه کلا چند تا گل داشتیم. دانستن کلسترول کل هم دقیقاً به همین اندازه بی‌ارزش است.

دکتر «کسیا بجورک» می‌گوید: «اگر کلسترول‌ها در حامل‌های الگوی A بسته‌بندی شده‌اند، نباید نگران چیزی باشید. اگر در حامل‌های الگوی B بسته‌بندی شده باشند، وضعیت نگران کننده است. به جای دانستن مقدار کلسترول LDL، لازم است بدانید LDL هایتان از چه نوعی است.»

دو نکته بسیار تعیین کننده وجود دارند که باعث می‌شوند دکترتان به جای آزمایش‌های پیشرفته‌تر به عددهای کلسترول کل و کلسترول LDL نگاه کنند که بر اساس علم ۵۰ سال پیش به‌عنوان ملاک سلامت فرض‌شده بودند.

۱-   در بسیاری از کشورها، حتی کشورهای پیشرفته، آزمایش‌های پیشرفته‌تر، هم گران‌تر هستند و هم تحت پوشش بیمه نیستند. بنابراین دکترها به همان آزمایش‌های سبک قدیمی توجه می‌کنند تا بیمار هزینه کمتری متحمل شود.

۲-   برای کاهش کلسترول و کلسترول LDL داروهایی وجود دارد، اما برای تغییر بقیه اعداد و تغییر سایز حامل‌های کلسترول هیچ دارویی وجود ندارد و این عددها فقط با رژیم غذایی درست (رژیم کم کربوهیدرات و پرچربی) تغییر می‌کنند،

بنابراین دکترها حتی اگر این اعداد را بسنجند نمی‌توانند کاری برایتان بکنند مگر اینکه وقت بگذارند و از پایه به شما در مورد لایف استایل درست آموزش دهند.

دکتر ویلیام دیویس می‌گوید: «در بین هزاران بیمار عروقی که دیده‌ام، فقط تعداد انگشت‌شماری از افراد دارای LDL های نوع A بودند، تمامی بقیه LDL هایشان از نوع الگوی B بوده. فقط یک‌چیز است که باعث می‌شود حامل‌های LDL تان از نوع ریز و پرخطر باشد آن‌هم خوردن کربوهیدرات، با یک رژیم کم‌کربوهیدرات، نه‌تنها می‌توانیم الگوی حامل‌های LDL را به نوع درشت و بی‌خطر تبدیل می‌کنیم، بلکه قند خون کاهش پیدا می‌کند، ویتامین دی که مهم‌ترین ویتامین در سوخت‌وساز بدن است تنظیم می‌شود و بسیاری از اتفاقات خوب دیگر»

دکتر رونالد کراوس می‌گوید: «بسیاری از پزشکان با روش‌های اندازه‌گیری مدرن‌تر LDL ارتباطی برقرار نکرده‌اند و می‌گویند روش‌های جدیدی است. برای این دکترها این روش‌ها «۲۰ سال» است که هنوز یک روش جدید تلقی می‌شود.»

این فصل را کوتاه نگه می‌دارم و بین مباحث علمی کمی وقفه می‌اندازم که خسته کننده نشود، در فصل‌های بعدی با این مطالب خیلی کار خواهیم داشت. این فصل را دوباره بخوانید تا لیپوپروتئین‌ها برایتان جا بیفتند.

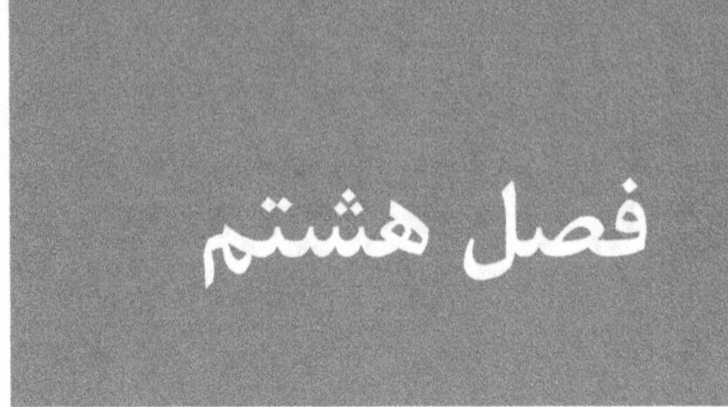

«وقتی صحبت از یادگیری می‌شود منظور این نیست که همه باید دانشمند شوند، فقط به این معنا است که وقتی می‌خواهیم تصمیمی برای سلامت‌مان بگیریم به نفع خودمان است که بر اساس عقل و واقعیت‌ها عمل کنیم نه بر اساس «حقایق کاذب» ».

چربی‌خون و HDL

همان‌طور که صحبت کردیم، دو نوع حامل LDL وجود دارد، یک نوع LDL درشت و بی‌خطر و یک نوع LDL ریز و خطرناک. نوع ریز آن دقیقاً مانند سنگ‌ریزه‌ها درون التهابات رگ‌ها گیر می‌کند و همچنین به‌راحتی اکسیده می‌شود. LDL های اکسیده که بسیار خطرناک هستند، از LDL های ریز ایجاد می‌شوند.

همچنین یاد گرفتیم که دانستن مقدار کلسترول درون LDL هیچ ارزشی ندارد و باید نوع و تعداد حامل‌های LDL را اندازه‌گیری کنیم. آیا غیر از اندازه‌گیری دقیق و آزمایش گران برای تفکیک انواع LDL در خون راه دیگری وجود دارد که بتوان تشخیص داد که آیا LDL های ما از نوع بی‌خطر هستند یا نوع خطرناک؟

بله تا حدی ...

LDL های ریز از VLDL ایجاد می‌شوند. VLDL ها حامل‌های کلسترول و چربی‌خون هستند. وقتی این VLDL ها بار چربی خود را خالی می‌کنند تبدیل به LDL های ریز می‌شوند. LDL های بزرگ و بی‌خطر از طریق مستقیم‌تری با تبدیل

شدن IDL ها تولید می‌شوند (که دیگر خیلی تخصصی خواهد شد). با دانستن مقدار تری‌گلیسیرید می‌توانیم حدس بزنیم که آیا LDL های ما از نوع ریز و خطرناک هستند یا از نوع درشت و بی‌خطر.

اگر به فرمول کلسترول کل نگاه کنیم می‌بینیم که:

کلسترول کل = کلسترول HDL + کلسترول LDL + ۲۰ درصد از چربی‌خون.

قسمت آخر معادله مشخص می‌کند که حامل‌های LDL ما از چه نوعی هستند.

دکتر رابرت لاستیگ می‌گوید:«تری‌گلیسیرید معیار بسیار بهتری برای سنجش ریسک بیماری عروقی است، چراکه نوع حامل‌های LDL شما را نشان می‌دهد. تری‌گلیسیرید همان‌چیزی است که من در برگه آزمایش دنبالش هستم. اگر کسی، هم LDL بالایی داشته باشد و هم TG بالا، دچار سندرم متابولیک شده است.»

معمای دیگر

تری‌گلیسیرید شاید مهم‌ترین عدد در برگه آزمایش خونتان باشد. آیا تا به حال دکترتان در مورد تری‌گلیسیرید حرفی با شما زده یا توصیه‌ای کرده؟ اکثر دکترها حتی وقتی بیمار تری‌گلیسیرید بالایی دارد، دقیقاً طوری رفتار می‌کنند که انگار آن عدد وجود ندارد. یعنی اگر تری‌گلیسیرید شما بسیار بد باشد اما کلسترول شما زیر ۲۰۰ باشد به شما خواهند گفت خوب است، اگر تری‌گلیسیرید شما عالی باشد و کلسترول شما ۲۰۱، به شما خواهند گفت وضعیت شما خوب نیست. اگر دکترها تا این حد با این عدد بی‌اهمیت برخورد می‌کنند، اصلاً چرا در برگه آزمایش وجود دارد؟

جواب: چون هیچ دارویی به جز آموزش درست تغذیه وجود ندارد که تری‌گلیسیرید شما را به‌طور «مؤثر» کاهش دهد. شاید هم چون آن‌قدر در مورد کلسترول تبلیغ شده که یادشان می‌رود اعدادی غیر از کلسترول هم وجود دارند که چیزهای مهمی در مورد سلامت را مشخص می‌کنند.

شک نکنید اگر فردا دارویی «مؤثر» برای کاهش تری‌گلیسیرید ابداع شود، شرکت‌های دارویی هزینه خواهند کرد تا به دکترها آموزش دهند که چرا کاهش تری‌گلیسیرید مهم‌تر است.

معیاری نادقیق ولی قابل تغییر با دارو

بهصورت سنتی مشخص بوده که سه عامل در تخمین ریسک بیماری قلبی تأثیر دارند: ۱- چربی خون TG ۲- کلسترول HDL و ۳- کلسترول LDL.

کلسترول LDL نادقیقترین معیار در بین این سه است ولی چون داروهای موثری برای کاهش آن وجود دارد، تمام تمرکز پزشکان در سالیان گذشته روی این ملاک بوده و دو ملاک دیگر تقریباً نادیده گرفته شدهاند.

نکته بسیار مهمی که در حین تحقیق و نوشتن این کتاب کشف کردم این است که بخش بزرگی از آموزشهای پس از فارغالتحصیلی پزشکان را شرکتهای دارویی انجام میدهند. با اسپانسور شدن مجلات پزشکی که بهصورت رایگان به دکترها داده میشود، با برگزاری همایشهای رایگان، با ارسال بروشورهای آموزشی برای پزشکان. اگر امروزه اکثر پزشکان روی کاهش کلسترول متمرکز شدهاند، به این دلیل است که شرکتهای تولید کننده استاتین با درآمد چند صد میلیارد دلاری خود، بخشی از درآمدشان را از دهه ۱۹۸۰ تاکنون صرف آموزش پزشکان کردهاند و به آنها آموختهاند که فقط به کلسترول دقت کنند. مثال شرکت P&G در فصل دوم را یادتان هست؟

دکتر پاول جامینت اینگونه توضیح میدهد: «تریگلیسیرید (چربی خون) بسیار مهمتر است، اما هیچ دارویی برای کم کردن آن نداریم، بنابراین دکترها فقط به کلسترول توجه میکنند. تریگلیسیرید بهسرعت به تغییرات رژیم غذایی واکنش نشان میدهد. کافی است کربوهیدرات خود را کاهش دهید تا تریگلیسیرید شما در بازه ۵۰ تا ۶۰ که بسیار ایدهآل است قرار بگیرد. نسبت تریگلیسیرید تقسیم بر HDL مقیاس بسیار خوبی است. برای کاهش این نسبت کافی است کربوهیدرات کمتری بخورید و چربی اشباعشده بیشتری استفاده کنید.»

باور قدیمی همیشه این بوده که چربیخون زیاد مهم نیست و اگر کلسترولتان بالا نباشد، حتی اگر چربیخونتان بالا باشد مشکلی ایجاد نمیشود. اما همانطور که در بخش بعدی توضیح خواهم داد، امروزه میدانیم چربیخون مهمترین ملاک است چون تخمین میزند که حاملهای LDL ما از نوع خطرناک هستند یا بیخطر.

دکتر دونالد میلر می‌گوید: «اعتقاد به اینکه اگر کلسترولتان بیشتر شود بد است، هیچ اساس علمی ندارد و صرفاً برای ترساندن شما برای فروش داروهای کاهش کلسترول است، چیزی به نام کلسترول خوب و کلسترول بد یک دروغ است.»

TG/HDL

TG/HDL بر روی برگه آزمایش شما وجود ندارد و خودتان باید محاسبه کنید. مقدار چربی‌خون (تری‌گلیسیرید) را بر کلسترول HDL تقسیم کنید.

دکتر دیوید دایموند می‌گوید:«ترکیب تری‌گلیسیرید بالا و HDL پایین، ریسک بیماری عروقی را تا ۱۵۰۰ درصد افزایش می‌دهد».

به بیماری‌های مرتبط با «مقاومت به انسولین» مانند بیماری عروقی، دیابت، آلزایمر، چاقی، کبد چرب و ... «سندرم متابولیک» گفته می‌شود. دکتر جرالد ریون پدر سندرم متابولیک است و برای اولین بار کشف کرد که مشکل این افراد مقاومت به انسولین است. او کشف کرد که دیابت نوع دوم برخلاف تصور همیشگی به دلیل کاهش سطح انسولین نیست، بلکه دیابت نوع دوم درواقع مقاومت به انسولین است. این دکترهای معروف مثل جرالد ریون، یا دکتر اتکینز که یک دکتر قلب بود، و رژیم‌اش معروف‌ترین رژیم تاریخ بوده و نقطه عطفی در تاریخ تغذیه بوده، همیشه بر این باور بودند که مهم‌ترین عامل تعیین کننده در سلامت و طول عمر، کاهش تری‌گلیسیرید و افزایش HDL است. این دانشمندان بزرگ هرگز به کلسترول اعتقاد نداشته‌اند.

به گفته گری تابس مطرح‌ترین ژورنالیست تاریخ در حوزه سلامت: «اتکا به کلسترول صرفاً اتکا به علم دهه ۱۹۶۰ است، علم تغییر کرده پس روش‌های درمانی پزشکان هم باید تغییر کند».

دکتر کسیا بجورک توضیح می‌دهد: «در بیمارانم همیشه، به چربی‌خون توجه می‌کنم ... اگر تری‌گلیسیرید زیر ۱۰۰ یا در حالت ایده‌آل نزدیک به ۵۰ بود خوشحال می‌شوم، سپس به نسبت تری‌گلیسیرید به HDL دقت می‌کنم اگر حدود ۱ باشد خوشحال‌تر می‌شوم».

دکتر ویلیام دیویس توضیح می‌دهد: «اگر نمی‌توانید آزمایش تفکیک LDL بدهید، معیار خیلی خوب بعدی، نسبت تقسیم تری‌گلیسیرید به HDL است. برای تری‌گلیسیرید دوست دارم عدد کمتر از ۵۰ ببینم و برای HDL عددی بیش از ۷۰ یا ۸۰. در این حالت مطمئن می‌شوم که نوع LDL های بیمار از نوع بی‌خطر است و مهم نیست مقدار کلسترول LDL اش چند است.»

هرچه بدن‌تان توانایی بهتری برای استفاده از قندخون داشته باشد و مقاومت به انسولین کمتری داشته باشید، در نتیجه مقدار تری‌گلیسیرید (یا چربی خون‌تان) کمتر خواهد شد. بازهم تکرار کنم که چربی‌خون چربی‌هایی نیست که می‌خورید، بخش اصلی چربی‌خون چربی‌هایی است که خود بدن‌تان تولید می‌کند. این چربی‌ها از کربوهیدرات‌ها و مخصوصاً قندهایی که می‌خورید تولید می‌شوند. بهترین و سریع‌ترین راه برای کاهش سطح تری‌گلیسیرید کم کردن مقدار مصرف قند فروکتوز و در رده بعدی کربوهیدرات‌های نشاسته‌ای است.

آیا می‌دانید تری‌گلیسیرید بالا مقدمه‌ای برای دیابت و کبد چرب است.

کبد چرب ناشی از تجمع چربی‌هایی است که کبد تولید می‌کند و بدن‌تان این چربی‌ها را از قند، فروکتوز، کربوهیدرات اضافه و الکل تولید می‌کند.

بهترین و تنها راه‌های بسیار مؤثر برای افزایش HDL، اولاً مصرف چربی‌های اشباع‌شده مانند تخم‌مرغ و گوشت و چربی‌حیوانی و کره‌حیوانی است و دوماً ورزش قدرتی و سوماً ترک دخانیات است. اگر تری‌گلیسیرید بالا همراه با HDL پایین باشد، مقدمه‌ای برای بیماری قلبی عروقی است.

عواملی که باعث افزایش HDL می‌شوند عبارتند از: کاهش وزن، افزایش مصرف چربی‌های اشباع‌شده، ورزش، عدم استعمال دخانیات، کاهش مصرف کربوهیدرات‌ها و قندها و قرص‌های ضدبارداری حاوی پروژسترون. با ترک سیگار در مدت یک هفته HDLاتان به‌راحتی بین ۵ تا ۱۰ واحد بیشتر خواهد شد.

بهترین ملاک در یک آزمایش خون رایج، نگاه کردن به نسبت «تری‌گلیسیرید» به «HDL» است. در حالت ایده‌آل این نسبت باید حدود یک یا کمتر باشد.

خلاصه: اگر می‌خواهید بدن سالم‌تری داشته باشید:

۱- مصرف کربوهیدرات‌ها را کم کنید، مخصوصاً کربوهیدرات‌های ساده و قندها.

۲- مصرف چربی را بیشتر کنید، مخصوصاً چربی اشباع‌شده و حیوانی.

. اگر دارویی وجود داشت که می‌توانست اثرات مثبت این نوع رژیم را داشته باشد، صدها میلیارد دلار در سال فروش می‌داشت و بی‌رقیب‌ترین و بی‌نظیرترین داروی تاریخ برای افزایش همه‌جانبه‌ی سلامت می‌بود.

بالا بودن تری‌گلیسیرید نشان می‌دهد که در خوردن کربوهیدرات‌ها زیاده‌روی کرده‌اید.

دکتر کسیا بجورک می‌گوید: «مصرف چربی اشباع‌شده و لبنیات پرچرب تا حدی باعث می‌شوند مقدار کلسترول LDL افزایش پیدا کند. اما این مواد غذایی باعث می‌شوند نوع LDL ها به سمت LDL های درشت و بی‌خطر سوق پیدا کند. همچنین مقدار HDL را افزایش می‌دهد، که نه تنها جبران افزایش LDL می‌شود، بلکه اثرات مثبتی هم ایجاد می‌کند.»

عواملی که باعث کاهش HDL می‌شوند: مصرف الکل، فعالیت کم، یائسگی، مصرف کربوهیدرات‌ها و قندها، سیگار کشیدن، چاق شدن و بالا بودن هموسیستئین.

اعتیاد به الکل، بیماری‌های کلیوی، مصرف برخی داروها مانند (کورتون، مدرها، استروژن و ...) می توانند باعث افزایش چربی خون شوند.

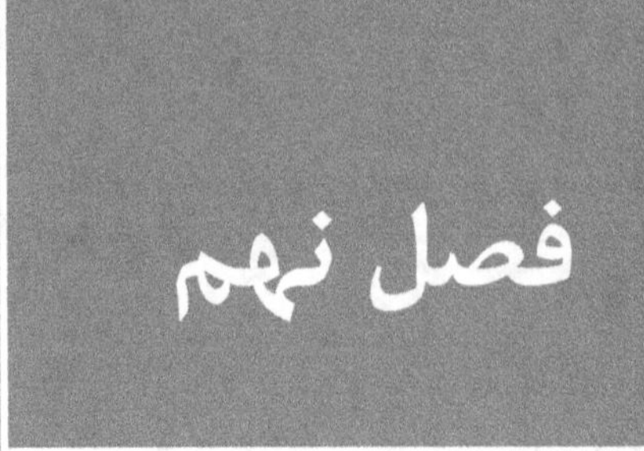

«مادرم همیشه می‌گفت قبل از اینکه به جلو حرکت
کنی باید اول گذشته را پشت سر بزاری.»
—- فارست گامپ (تام هنکس)

رژیم سالم‌خوری

دکتر گیلسپای می‌گوید: «یک روش صد درصد تضمین‌شده برای کاهش کلسترول
و LDL می‌توانم به شما معرفی کنم. سعی کنید مقدار زیادی از روغن‌های گیاهی
حاوی اسیدچرب امگا ۶ بخورید. تضمین‌شده کلسترولتان کم خواهد شد و از
عددهایتان در آزمایش خون خوشحال خواهید شد. اما این بدترین کاری است که
برای سلامت قلب و عروق می‌توان انجام داد. چون مقدار التهاب رگ‌ها و میزان
اکسیده شدن کلسترول‌هایتان چند برابر خواهد شد.» عددهای آزمایش بهتر خواهند
شد اما حالتان نه.

رژیم سالم‌خوری

بسیاری از مردم ادعا دارند که برای لاغری یا حفظ سلامت‌شان رژیم «سالم‌خوری»
در پیش گرفته‌اند. سالم‌خوری شعار خوبی است، اما واقعاً این سالم‌خوری یعنی چی؟
گیاه‌خواران منظورشان از «سالم‌خوری» این است که فقط گیاه بخورید. عموم مردم

دیدشان از یک رژیم سالم‌خوری این است که باید یک رژیم کم‌چربی و کم‌کلسترول و حاوی غلات و کربوهیدرات‌های پیچیده بخورند. مثلاً بسیاری از مردم «پرک ذرت با شیر کم‌چرب» را یک صبحانه سالم‌خوری تصور می‌کنند و «تخم‌مرغ سرخ شده در کره» را نهایت ناسالم‌خوری می‌دانند. مردم خوردن نان جو با آرد کامل را سالم می‌دانند و خوردن کله‌پاچه را تغذیه ناسالم می‌دانند. بی‌دلیل نیست که بیماری‌های قابل پیش‌گیری تا این حد شایع شده‌اند چراکه سالم‌خوری را اشتباه تعریف کرده‌اند.

وقتی قرار است سالم‌خوری کنیم، باید ببینیم چه چیزهایی باعث ایجاد بیماری‌ها می‌شوند و از آن‌ها پرهیز کنیم، نه پیروی کورکورانه از یک سبک رژیمی خاص، چراکه درنهایت کل هدف اصلی ما جلوگیری از بیماری است. تمام رژیم‌ها و سبک‌های غذایی «ابزار»ی هستند برای رساندن ما به اهداف سلامتی.

دسته اول: «جو دوسر، سفیده تخم‌مرغ آب‌پز، روغن ذرت، کانولا، روغن آفتابگردان، سویا، پنیر کم‌چرب، شیر کم‌چرب، میوه‌ها، غلات و حبوبات، کره گیاهی، برنج قهوه‌ای، شکر قهوه‌ای، ماست کم‌چرب، گندم کامل، سبزیجات، آبمیوه طبیعی، نان کامل، نان جو.»

دسته دوم: «تخم‌مرغ سرخ‌شده، بیکن، کره، ماهی سالمون، چربی حیوانی، گوشت قرمز، روغن کرمانشاهی، دنبه، روغن نارگیل، نارگیل، آجیل‌ها، ماست و شیر پرچرب، خامه، شکلات تلخ، کله پاچه، جگر، دل و قلوه، روغن پیه، استیک، نیمرو دو زرده.»

شما کدام دسته را جزو رژیم سالم‌خوری می‌دانید؟ من بدون شک دومی را انتخاب کرده‌ام.

زمین صاف نیست

زمانی صاف بودن زمین و چرخش خورشید به دور زمین بدیهی به نظر می‌رسید. به همین صورت، زمانی هم خیلی بدیهی به نظر می‌رسید که اگر چربی بخوریم، چربی خون بالا می‌رود و دچار بیماری قلبی می‌شویم. اما علم امروزی چیزهای بسیار متفاوتی را به ما می‌گوید.

دکتر «اریک وستمن» نویسنده کتاب «رژیم اتکینز جدید» می‌گوید «حامل‌های VLDL برای حمل چربی از کبد تولید می‌شوند و درنهایت به LDL های ریز و خطرناک تبدیل می‌شوند. حدس بزنید چربی درون کبد از کجا می‌آید؟ چربی‌خون و چربی درون کبد، چربی‌هایی هستند که کبد از تبدیل کربوهیدرات‌های نشاسته‌ای و به‌خصوص قندها تولید می‌کند. هرچه چربی بیشتری بخورید، کبدتان چربی کمتری تولید خواهد کرد.»

دقیقاً از روی یک تئوری اشتباه، که «کلسترول و چربی اشباع‌شده که عموماً در غذاهای حیوانی یافت می‌شوند برای بدن مضر هستند»، رژیم‌های گیاه‌خواری به‌عنوان رژیم‌های سالم جاافتادند. اگر تئوری «ضد کلسترول و چربی» را حذف کنیم، هیچ دلیل دیگری وجود ندارد که رژیم کم‌چربی و گیاه‌خواری را رژیم سالم‌خوری بدانیم و حتی قضیه برعکس می‌شود. در فصل‌های بعدی مفصل در مورد افسانه گیاه‌خواری صحبت خواهم کرد.

دکترها اشتباه نمی‌کنند

بیمار نزد دکتر می‌رود و دکتر تشخیص می‌دهد که وضعیت سلامتی‌اش بسیار بد است. بنابراین به بیمار توصیه می‌کند که مصرف چربی‌اش را کاهش دهد و ورزش کند و بیشتر از کربوهیدرات‌ها استفاده کند. بیمار به خانه می‌رود و برای بازیابی سلامتش تا جای ممکن به این توصیه عمل می‌کند. چند ماه بعد آزمایش دوباره نشان می‌دهد که وضعیت‌اش بهبود نیافته و همچنان بد است. دکتر می‌گوید: مطمئنی به توصیه‌ها عمل می‌کنی؟ بهت گفته بودم، مصرف چربی را کم کن و ورزش کن، اگر عمل نکنی وضع تو خوب نخواهد شد. بیمار به خانه می‌رود و به توصیه‌ها بیشتر از قبل عمل می‌کند و چند ماه بعد، آزمایش بعدی نشان می‌دهد که وضع‌اش همچنان بهتر نشده. دکتر می‌گوید: مثل اینکه تو به توصیه‌ها عمل نمی‌کنی و اگر هم عمل می‌کنی باید سعی کنی شدیدتر به توصیه‌ها عمل کنی و حتی کمتر از قبل چربی بخوری و بیشتر از قبل از کربوهیدرات‌ها استفاده کنی. در واقع مدام از بیمار می‌خواهد پایبندی‌اش را به این توصیه اشتباه بیشتر و شدیدتر کند. اما در آزمایش بعدی دوباره معلوم می‌شود، که وضع بیمار بهتر نشده است. بالاخره

دکتر می‌گوید: مثل اینکه تو نمی‌خواهی به توصیه‌ها عمل کنی («در اصل در دلش می‌گوید تو یه آدم تنبل و بی‌مسئولیتی») پس برایت چند دارو می‌نویسم که تا آخر عمرت باید بخوری.

چون توصیه دکترها همیشه درست است و اگر توصیه‌شان جواب نداد، فقط دو حالت دارد، یا شما به توصیه‌هایش عمل نکرده‌اید یا اینکه باید شدیدتر از قبل به توصیه‌هایش عمل کنید تا بالاخره نتیجه بدهند. دقیقاً به همین دلیل است که وضع سلامت روزبه‌روز بدتر می‌شود.

اینجاست که برخی افراد که واقعاً به سلامتشان اهمیت می‌دهند خودشان شروع به تحقیق می‌کنند و با کشف حقایق به سبک زندگی رژیم‌های پرچربی و کم کربوهیدرات روی می‌آورند و کشف می‌کنند که خوردن غذاهای پرچرب و کم‌کربوهیدرات بهترین راه برای رسیدن به تناسب‌اندام و جلوگیری از بیماری‌ها است. در مورد اثر رژیم کم‌کربوهیدرات بر تناسب‌اندام و لاغری در کتاب «پایان افسانه کالری‌ها» توضیح داده‌ام.

شاید تنها جایی که تمام رژیم‌ها در سالم‌خوری اشتراک دارند، پرهیز از موادغذایی بسته‌بندی‌شده و فراوری‌شده صنعتی است.

سقوط از آسمان‌خراش کربوهیدرات‌ها و قندها

داستان آن کسی که از بالای یک آسمان‌خراش به پایین پرت شد را شنیده‌اید؟ موقع افتادن، هر طبقه را که رد می‌کرد برای قوت قلب به خودش می‌گفت: «تا اینجای کار که به خیر گذشته». اکثر مردم دقیقاً با سلامت‌شان این‌گونه رفتار می‌کنند. می‌توانید به خودتان قوت قلب بدهید که فعلاً تا اینجای کار که سالم هستید، اما وقتی دچار یکی از بیماری‌های مزمن شدید شاید دیر شده باشد و دیگر با دعا هم درست نشود.

درسی اتفاقی از یک پیرمرد بی‌سواد

این داستان جالب را یکی از خوانندگان سایت «مدرسه فیتنس» که یک دکتر باسابقه است تعریف کرد. «سال‌ها پیش وقتی مشغول خدمت در یکی از روستاهای دورافتاده کشور بودم، پیرمرد بی‌سوادی را معاینه کردم که وضعیت کلسترول و چربی خونش زیاد جالب نبود. پیرمرد خیلی بی‌سواد بود. به سختی سعی کردم به این پیرمرد بفهمانم که باید چه‌کارهایی انجام دهد، توصیه کردم از خوردن چربی پرهیز کند به‌عنوان‌مثال به‌جای گوشت قرمز و گوشت‌های چرب، گوشت سفید (گوشت مرغ و ماهی) بخورد. حدود یک ماه گذشت و پیرمرد دوباره مراجعه کرد و این بار آزمایش خونش نه‌تنها خوب بود، بلکه استثنایی بود، اتفاقی که با هیچ دارو و هیچ روشی تصورش سخت بود. نکته جالب این بود که پیرمرد توصیه‌ام را اشتباه برداشت کرده بود، آن پیرمرد فکر کرده بود منظورم از گوشت سفید، همان چربی و دنبه است. بنابراین تمام آن یک ماه را هر روز، دقیقا برعکس توصیه‌ام به خوردن مقدار زیادی چربی و دنبه پرداخته بود. از آن روز به بعد برای تمام بیمارانم به جای داروی کاهش کلسترول، چربی حیوانی تجویز می‌کنم.»

بی‌هوش کردن با آجر

بسیاری از پزشکانی که تخصص‌شان تغذیه و بیماری قلبی نیست، اطلاعاتشان در مورد تأثیر تغذیه و بیماری دقیقاً در حد یک فرد کاملاً معمولی است. همانطور که دانش من در مورد «تخصص بی‌هوشی» در این حد است که می‌دانم اگر با آجر محکم به شقیقه یک نفر بزنم شاید بی‌هوش شود، یک دکتر بی‌هوشی هم در مورد علم تغذیه احتمالا در همین حد می‌داند. در بین مراجعانم برای مشاوره تغذیه، متخصص گوش و حلق و بینی، متخصص بی‌هوشی، دندان‌پزشک، متخصص زنان و متخصصانی از هر نوع تخصص دیگری وجود دارند، که از تغذیه چیزی بیش از یک فرد معمولی نمی‌دانند. این کاملا نرمال است و اشکالی هم ندارد. اما مشکلٍ اینجاست که وقتی این دکترها در اطراف ما و در بین اقوام ما پیدا می‌شوند و دقیقا مانند بقیه افراد جامعه در مورد رژیم کم‌چربی صحبت می‌کنند، اطرافیان به اشتباه فکر می‌کنند چون این فرد یک دکتر است، پس لابد هرچه که بگوید درست است.

مردم فکر می‌کنند هر دکتری، متخصص تغذیه هم هست. بدن انسان به‌قدری پیچیده است که یک دکتر متخصص اگر خیلی تلاش کند فقط قادر خواهد بود در بخش کوچکی از بدن که در حوزه تخصص‌اش است به‌روز بماند. بسیاری از پزشکان هیچ اطلاعی از تغییر و تحولات در حوزه‌های دیگر مانند تغذیه یا بیماری عروقی ندارند و دقیقاً همان چیزهایی را باور دارند که یک فرد معمولی باور دارد.

خودسر درمانی !!!

چند سال پیش تحقیقی منتشر شد که برای هفته‌ها در تیتر مجلات آمریکا جنجال آفرین شده بود. در آن تحقیق، محققان دریافته بودند «افرادی که بدون اینکه به دکتر مراجعه کنند، خودشان مفصل در منابع کتاب‌ها و اینترنت به دنبال درمان می‌گردند و خوددرمانی می‌کنند بیش از کسانی که به دکتر مراجعه می‌کنند درمان می‌شوند و کمتر دچار عوارض می‌شوند.»

درمان‌های خودسرانه شاید ۲۰ سال پیش نتیجه خوبی نداشت. اما اگر امروز مثلا در مورد یک مشکل گوارشی خاص شروع کنید به تحقیق در کتاب‌های جدید و اینترنت و مقالات، اطلاعاتی را به دست خواهید آورد که شاید همین هفته قبل کشف شده‌اند. اما اگر از دکترتان مشورت بخواهید احتمالا اطلاعاتی را به دست خواهید آورد که مربوط به درس‌های ۱۰ سال پیش دانشگاه است.

احترام بی‌نهایت زیادی برای پزشکان خوب و متخصصان قائل‌ام. از نظر من پزشکی شریف‌ترین شغل دنیا است، چون علاوه بر اینکه پشت‌کار و استعداد ذهنی بسیار بالایی لازم دارد، جزء یکی از سخت‌ترین مشاغل دنیا است و صرفاً تلاش برای به‌روز ماندن در این حوزه بااین‌همه تغییر و تحولات سریع، کاری است فراتر از توان اکثر انسان‌ها. با این سرعت علم دیگر پزشکان عمومی نمی‌توانند خودشان را با پیشرفت علم به‌روز کنند. در این کتاب فقط به تغییر و تحولات محدودی در حوزه چربی و کلسترول پرداخته‌ایم، صرفاً به‌روز ماندن در همین مطلب نیاز به ساعت‌ها مطالعه هفتگی دارد. یک دکتر با صدها نوع بیمار و بیماری‌های مختلف مواجه است. اینکه دکتری اشتباه کند یا نه دلیل بر خوب یا بد بدون آن دکتر نمی‌شود، صرفاً سرعت پیشرفت علم بیش از توان به‌روز رسانی آن دکتر است.

آموزش سالم‌خوری در ویزیت ۸ دقیقه‌ای

بسیاری از مردم گمان می‌کنند که داروها بسیار بیشتر از تغذیه صحیح اثر دارند. این قضیه در بیماری‌های ویروسی شاید درست باشد، اما وقتی در مورد پیشگیری از بیماری‌های مزمن مانند دیابت، سکته، چاقی، سرطان و کبد چرب صحبت می‌کنیم، هرگز هیچ دارویی، قوی‌تر از یک تغذیه درست و اصولی نیست.

متوسط مدت‌زمان مفید ویزیت یک بیمار در آمریکا ۸ دقیقه است. «نسخه‌نویسی» کار بسیار ساده‌تری است و نیاز به صرف زمان ندارد، درحالی‌که توضیح دادن نکات تغذیه‌ای بسیار زمان‌بر است و برای دکترها صرفه اقتصادی ندارد و البته آموزش وظیفه سازمان‌های بزرگ‌تر است. حتی برای دکتری که کاملاً می‌داند چطور می‌توان با ایجاد تغییرات در سبک زندگی بیمار، او را درمان کرد، توجیه اقتصادی ندارد که بخواهد مدت‌زمان طولانی‌ای را صرف آموزش بیمار کند. بنابراین دکترها فوراً دارویی را تجویز می‌کنند. این یعنی برای پیشگیری از بیماری‌های مزمن، تنها کسی که می‌تواند به شما کمک کند، خودتان هستید نه دکترتان.

به نظر من تنها راه ریشه‌کن کردن و کم کردن بیماری‌ها، آموزش است. هدف من از تأسیس «مدرسه فیتنس» و این سری کتاب‌ها این بود که از قدم صفر به زبان ساده به مردم در مورد بدنشان و نکات کاربردی تغذیه و سلامت آموزش بدهیم.

تجارت ضد سالم‌خوری

مالکوم کندریک می‌گوید: «تجارت بزرگی با درآمد چند هزار میلیارد دلاری فقط بر روی محصولات کم‌چرب می‌چرخد و رقابت سنگینی در بین شرکت‌ها برای کم‌کالری کردن و کم‌چرب کردن محصولات غذایی وجود دارد. به نظرم تنها دلیل برقرار ماندن افسانه «ضدچربی و ضدکلسترول»، به‌عنوان سالم‌خوری سود مالی این شرکت‌ها و نفوذشان است.» شرکت‌ها نمی‌گذارند اطلاعات درست به مردم برسد و با تولید اطلاعات ضدونقیض در مورد تغذیه‌ی سالم مردم را سردرگم می‌کنند.

از مهم‌ترین دلایل زنده ماندن ایده «کم‌کالری و کم‌چربی» به‌عنوان سالم‌خوری شرکت‌های سازنده محصولات غذایی هستند. هیچ شرکتی نمی‌تواند ادعا و تبلیغ کند که از محصولات سالم ما بیشتر بخورید، بلکه فقط با کم‌کالری کردن و کم‌چربی

کردن است که می‌توانند توجه‌ها را جلب کنند. آنها میلیاردها بودجه تبلیغاتی و روابط عمومی و مطبوعاتی خود را صرف تبلیغ ایده‌ی «کم‌چربی و کم‌کالری» می‌کنند و نمی‌گذارند که مردم از این باور «کشنده ولی سود آفرین» دور شوند.

تنها روشی که بتوان یک بسته «پرک ذرت شیرین» را تبلیغ کرد تا مادران آن را به‌عنوان صبحانه به بچه‌ها بدهند این است که ادعا کنیم محصول تولیدی ما «کم‌چربی، کم‌کالری و کم کلسترول»، پس درنتیجه سالم است. اگر این باور «ضدچربی» از بین برود، اکثر شرکت‌های تولیدکننده محصولات غذایی نیز از بین خواهند رفت. به این موضوع هم فکر کنید که باورهایی که در ذهن شما ایجادشده، به نفع چه کسانی است؟ چقدر مطمئن هستید که باورهایتان برپایه حقایق است؟

بلاخره باید چیزی خورد

همه می‌دانند قند و کربوهیدرات‌های ساده بسیار مضر هستند و باعث ایجاد ده‌ها اختلال در بدن ازجمله «دیابت، چاقی، کبدچرب و آلزایمر و ...» هستند. اما مردم بالاخره باید چیزی بخورند، یا باید چربی بیشتر بخورند، یا پروتئین بیشتر، یا کربوهیدرات بیشتر. پروتئین زیاد که مضر است. خوردن کربوهیدرات زیاد هم مضر است. اما باور اشتباه «ضدچربی و ضدکلسترول» در ذهن مردم چنان عمیق ریشه دوانده است که مردم حتی با وجود دانستن حقایق در مورد کربوهیدرات‌ها، باز سعی می‌کنند مصرف چربی را کم و کربوهیدرات را بیشتر کنند و مضر بودن کربوهیدرات زیاد، از نظر دور مانده است. تا وقتی دشمن‌های فرضی بزرگی مثل «چربی و کالری» داشته باشیم، دشمن‌های واقعی سلامت ما از نظر پنهان می‌مانند. مردم در یک بن‌بست دو طرفه گیر کرده‌اند، از قبل باور داشتند که چربی مضر است، الان می‌دانند که کربوهیدرات و قند مضر هستند، اما درنهایت باید چیزی بخورند.

مردم چون جایگزینی برای «تئوری کلسترول و چربی و بیماری قلبی» ندارند، به همان سبک قدیمی تغذیه‌ی پرکربوهیدرات می‌چسبند و با جایگزین کردن مثلاً نان ساده با نان سبوس‌دار، یا برنج با برنج قهوه‌ای خودشان را گول می‌زنند. دقیقاً به دلیل گیرکردن در این بن‌بست دوطرفه است که «شعار کم‌خوری و متعادل خوری» تا این حد طرفدار دارد.

«متعادل خوری» یعنی ما گیج شدیم و دقیقاً نمی‌توانیم تصمیم بگیریم چی بهتر است و چی بدتر، پس سعی می‌کنیم همه چیز را متعادل بخوریم، اما در عوض سعی می‌کنیم کالری کمتری بخوریم و بیشتر ورزش کنیم و کالری بیشتری بسوزانیم و امیدوار باشیم وضع سلامت بهبود پیدا کند. اگر واقعاً بدانیم که چه چیزهایی برایمان کاملاً مفید است و چه چیزهای مضر، شعار «سالم‌خوری با متعادل خوردن» یک شعار مضحک خواهد بود. چون در این صورت، متعادل خوردن یعنی خوردن از چیزهای سالم (چربی‌ها) و خوردن از چیزهایی که باعث بیماری می‌شوند (کربوهیدرات‌ها و قندها) به یک اندازه.

در کتاب «پایان افسانه کالری‌ها» کاملاً توضیح دادم که چطور چاقی ارتباطی با کالری، پرخوری، تحرک و چربی ندارد. شک ندارم که مردم «پیام مضر بودن مصرف کربوهیدرات‌ها و قندها» را درک می‌کنند. اما ترس از چربی و کالری و کلسترول آنقدر بزرگ است که باعث می‌شود، افراد عادت‌های غذاییشان را تغییر ندهند. این کتاب دقیقاً برای این است که بدانید، چربی‌ها و مخصوصاً چربی‌های حیوانی و مواد غنی از کلسترول، مضر نیستند بلکه بهترین دوستان سلامت شما هستند.

تحقیقات پشت تحقیقات

آیا حاضر هستید ایده قدیمی مضر بودن چربی و کلسترول برای عروق را دور بریزید، اگر به شما تحقیقاتی را نشان دهم که با قطعیت نشان می‌دهند که کم‌چرب خوردن هیچ تاثیری در کاهش بیماری عروقی ندارد؟

در تحقیق روی ۴۸۸۳۵ نفر که با هزینه حدود ۴۱۵ میلیون دلار انجام شد، نتیجه ۸ سال رژیم کم‌چربی روی این افراد به دقت بررسی شد که در سال ۲۰۰۶ در ژورنال پزشکی JAMA چاپ شد. در نتیجه‌گیری این تحقیق می‌خوانیم: «رژیم کم‌چربی از دید تأثیر روی بیماری عروقی هیچ اثر مثبتی را نشان نداد– هیچ اثری، حتی کم هم نه» و به اندازه دو برابر این کتاب می‌توانم از این تحقیقات نشان‌تان بدهم.

دکتر «بجورک» می‌گوید: «اما یک رژیم کم‌کربوهیدرات و پرچربی می‌تواند چربی خون و کلسترول‌تان را کم کند و کلسترول HDL (کلسترول خوب‌تان) را افزایش دهد و یک رژیم سالم‌خوری واقعی برای عروق‌تان باشد».

«گوسفندان تمام عمرشان را از گرگ می‌ترسند ولی
آخرش همان چوپان است که می‌خوردشان»

چوپان گوسفندخوار

مردم تمام عمرشان را از چربی‌ها و چربی حیوانی می‌ترسند و به کربوهیدرات‌ها
پناه می‌برند غافل از اینکه کربوهیدرات‌ها و روغن‌های گیاهی می‌کشندشان. خوردن
مقادیر زیاد کربوهیدرات- شامل قندها، حتی قندهای طبیعی از میوه، غلات و غلات
کامل و غذاهای نشاسته‌ای- طی زنجیره‌ای از مراحل باعث افزایش سطح چربی
خون یا تری‌گلیسیرید خون می‌شوند. وقتی تری‌گلیسیرید خون افزایش پیدا می‌کند،
تعداد حامل‌های VLDL بیشتر می‌شوند که درنهایت این VLDL ها بعد از ۲ تا ۶
ساعت تبدیل به LDL نوع ریز و فشرده می‌شوند. این LDL های ریز و فشرده
هستند که در عروق شما رسوب می‌کنند، نه تمام LDL ها.

چگونه باید از ایجاد این LDL های ریز و خطرناک جلوگیری کنیم؟ با کاهش
مصرف کربوهیدرات‌ها کاملاً فوری می‌توان میزان چربی خون را کاهش داد و از
تولید این LDL های ریز و فشرده جلوگیری کرد. چربی‌ای که می‌خورید تأثیری
بر چربی‌خون ندارد، آنچه چربی‌خونتان را تعیین می‌کند چربی‌هایی است که بدنتان
می‌سازد. کبدتان این چربی‌ها را از کربوهیدرات‌ها و مخصوصا قندها (فروکتوز)

می‌سازد. تأثیری که مصرف کربوهیدرات‌ها بر بیماری عروقی دارند ده‌ها برابر بیشتر از تاثیر چربی بر این بیماری است.

دکتر پل یامینت می‌گوید: «بالا بودن کلسترول LDL در مردمی که غذای غالبشان کربوهیدرات است، در اغلب موارد یا نشان‌دهنده کم‌کاری تیروئید است یا بیماری مقاومت به انسولین و عدم توانایی جذب مؤثر کربوهیدرات‌ها توسط بدن.»

سکته پس از ناهار

دکتر ویلیام دیویس فوق تخصص قلب نویسنده کتاب «WheatBelly» (شکم حاصل از خوردن گندم) می‌نویسد: «همیشه حملات قلبی در ساعت‌های پس از خوردن یک وعده غذایی بزرگ اتفاق می‌افتد. پس از خوردن یک وعده غذایی قندخون بالا می‌رود و این باعث تغییراتی در مقدار لیپیدهای خون می‌شود که احتمال حمله قلبی در افراد مستعد را بیشتر می‌کند. اگر وعده‌غذایی‌تان کربوهیدرات کمی داشته باشد و بخش عمده غذای‌تان را چربی و پروتئین تشکیل داده باشد، بالا و پایین شدن قندخون و تغییرات لیپیدی در خون کمتر خواهد بود. درنتیجه حتی اگر مستعد حمله قلبی باشید، با خوردن غذاهای کم‌کربوهیدرات، ریسک حمله قلبی را در ساعت‌های بعد از خوردن غذا، به‌شدت کاهش می‌دهید.»

«جیمی مور» در کتاب «شفاف‌سازی در مورد کلسترول» می‌گوید: «بهترین حالت بازیابی سلامت این است که اولاً کربوهیدرات‌ها را کم کنید و دوما از چربی‌های سالم (چربی‌هایی که به‌صورت طبیعی در حیوانات یا گیاهان وجود دارند) استفاده کنید، نه چربی‌هایی که به روش‌های مدرن از گیاهان و دانه‌ها استخراج می‌شوند.»

تاریخ روغن‌های گیاهی

در اوایل شکل‌گیری تئوری «ضد چربی و کلسترول»، پیام اصلی این بود که کلسترول مضر است و باید کلسترول نخورید. این پیام به‌تدریج تبدیل شد به این که «چربی‌های اشباع‌شده‌ی را کاهش دهید، و چربی‌های حیوانی (که شامل مقادیر زیادی چربی اشباع‌شده هستند) را با چربی گیاهی (که عمدتاً از نوع اشباع‌نشده چند پیوندی هستند) جایگزین کنید. روغن‌های گیاهی، می‌توانند LDL و کلسترول را

کاهش دهند. اما بعد از سال‌ها امروزه، پیامی که می‌شنویم این است که مصرف روغن و چربی را به‌طورکلی کاهش دهید. چرا؟

چون در تمام آزمایش‌هایی که چربی حیوانی و اشباع‌شده با چربی‌های گیاهی اشباع‌نشده جایگزین شدند، کلسترول و LDL کاهش پیدا می‌کرد، اما در نهایت مرگ‌ومیر ناشی از بیماری‌های دیگر به‌شدت افزایش می‌یافت. در تحقیقات جایگزین کردن چربی حیوانی با چربی گیاهی، کلسترول و ظاهراً ریسک بیماری قلبی کاهش پیدا می‌کرد، اما مرگ‌ومیر ناشی از سرطان بیشتر می‌شد. به همین دلیل پیام غلط کم خوردن از چربی‌اشباع‌شده تبدیل شد به کم‌خوردن از هر نوع چربی.

در نهایت هدف ما این است که بیشتر و سالم‌تر عمر کنیم درست است؟ هدف ما کم کردن عدد کلسترول به قیمت ۱۰ سال مرگ زودتر نیست.

> ذرت فقط ۴ درصد چربی دارد، فقط ۴ درصد. اگر به شما یک کیلو ذرت بدهم و ۱۰۰ روز وقت، هرگز نمی‌توانید از ذرت روغن بگیرید، مگر اینکه به روش‌های مدرن این روغن را استخراج و فراوری کنید.

در فصل چهارم از کتاب «سورپرایز بزرگ در مورد چربی‌ها» نوشته «نینا تایکلز» تاریخچه کاملی از تک‌تک تحقیقاتی که در مورد جایگزینی چربی گیاهی و چربی حیوانی منتشر شده‌اند وجود دارد. علاقه‌مندان به اطلاعات جزئی می‌توانند این کتاب «تاریخ تغذیه معاصر» را مطالعه کنند.

در تمام تحقیقاتی که نشان می‌دهند چربی‌های اشباع‌شده مضر هستند و اکثر دکترها به آن‌ها استناد می‌کنند، از چربی حیوانی در کنار روغن‌های نباتی جامد هیدروژنه و مارگارین به‌عنوان منبع چربی اشباع‌شده استفاده‌شده است. درحالی‌که امروزه می‌دانیم این دو دسته تفاوت‌های زیادی ازنظر سلامت باهم دارند. چربی‌های حیوانی عالی‌ترین نوع چربی‌های اشباع‌شده هستند درحالی‌که روغن‌های نباتی جامد نوع مضر چربی‌های اشباع‌شده هستند. در یک دسته قرار دادن چربی‌های حیوانی و روغن‌های نباتی جامد، یا کره و کره‌گیاهی، فقط به این دلیل که هر دو اشباع‌شده هستند، یکی از دلایل اصلی انحراف علم از مسیر درست بوده. درواقع فقط از

روغن‌های نباتی اشباع‌شده ترس داشت، نه از چربی‌های حیوانی اشباع‌شده و این دو کاملاً متفاوت هستند.

افسانه روغن گیاهی

بعد از افسانه «مفید بودن کربوهیدرات‌ها و مضر بودن چربی‌ها» که دقیقاً برعکس حقایق است، به افسانه بعدی بپردازیم. افسانه مفید بودن روغن‌های گیاهی و مضر بودن چربی‌های حیوانی.

قبل از اینکه به هیچ نکته علمی بپردازیم این معما را بررسی کنیم. همان‌طور که در کتاب «پایان افسانه کالری‌ها» گفتیم، به طول معمول چه یک رژیم کم‌چربی داشته باشید و چه رژیم کم‌کربوهیدرات، بدن شما بخش عمده‌ی انرژی‌اش را از چربی‌هایی که از وعده غذایی ذخیره کرده است تأمین می‌کند.

چربی‌های بدن خودمان از چه نوعی است؟ چربی‌های حیوانی یا چربی‌های گیاهی؟ بدن ما هر روز مقادیر زیادی چربی حیوانی تولید می‌کند و در بین وعده‌های غذایی از این چربی‌ها به‌عنوان سوخت پایدار استفاده می‌کند. چربی‌های بدن خودمان از جنس روغن زیتون یا روغن ذرت یا کانولا نیست. چطور ممکن است چربی‌های حیوانی که بدنِ ما هر روز آن را تولید می‌کند مضر باشند و برعکس چربی‌های گیاهی که کاملاً متفاوت از ساختار چربی‌هایی است که بدن ما تولید می‌کند مفیدترین باشند؟

مهم نیست شما چه می‌خورید، مهم این است که بدن شما چه می‌خورد. خدا بدن را طوری طراحی کرده که بدنتان «چربی حیوانی تولید کند» و در بین وعده‌ها از این چربی‌اشباع به‌عنوان سوخت مصرف کند. چرا خدا باید بدن را طوری طراحی کند که چربی‌ای را تولید کند که مضر است؟

طب سنتی

دکتر پیتر کلیو می‌گوید: «نمی‌دانم که بخندم یا چه احساسی داشته باشم، وقتی دکتری به بیمارش می‌گوید از چربی‌های اشباع‌شده و حیوانی پرهیز کند. مضحک است وقتی کسی سعی دارد بیماری‌های جدید را به غذاهایی که هزاران سال خورده‌ایم نسبت دهد».

شاید انگیزه نوشتن این کتاب زمانی در من بیشتر شد که چند ماه قبل در کتاب «چربی خون، قاتل خاموش» نوشته دکتر «کرمانی» خواندم که «روغن حیوانی و کره‌حیوانی و چربی‌های اشباع شده که به صورت سنتی برای پخت‌وپز استفاده می‌شده‌اند برای سلامت‌مان جزء مضرترین چربی‌ها هستند!»

چربی هراسی تا جایی پیش رفته است که غذاهایی که به صورت سنتی برای هزاران سال توسط بشر استفاده شده‌اند، توسط برخی «به اصطلاح متخصصان»، مضر قلمداد می‌شوند و روغن‌های گیاهی که قدمت تولیدشان به صدسال هم نمی‌رسد به‌عنوان ایده‌آل‌ترین نوع روغن‌ها ترویج داده می‌شوند. ده‌ها سال با «معجزه‌ی کالری‌شماری برای چاق‌ها»، مردم را از خوردن چربی و غذاهای پرچرب و پرکالری ترسانده‌ایم و نتیجه‌اش فقط ایجاد سونامی چاقی و بیماری بوده است.

حتی اگر از منظر طب سنتی به چربی‌ها نگاه کنیم، روغن‌های حیوانی در دسته‌ی بهترین نوع چربی‌های ممکن هستند. به‌عنوان‌مثال نقلی از امام صادق هست که: «به همان اندازه که روغن حیوانی مصرف شود، به همان اندازه بیماری از بدن خارج می‌شود». داستان دکتر و پیرمرد بی‌سواد را یادتان هست؟ امروزه علم جدید به درست بودن اکثر حرف‌هایی که در طب‌سنتی مطرح شده‌اند می‌رسد. طب‌سنتی و حکمت هزاران ساله و خردجمعی را فراموش کرده‌ایم و به جایش دارو می‌خوریم.

چربی‌های شیر مادر

از چربی‌های خود بدنِ بگذریم. چربی شیر مادر از چه نوعی است؟ چربی‌هایی که در شیر مادر هستند عمدتاً از جنس چربی‌های اشباع‌شده (و در درجه دوم اشباع‌نشده مونو) هستند. چطور ممکن است چربی اشباع‌شده برای بدن سم باشد، درحالی‌که خدا عمده چربی‌های شیر مادر را در حساس‌ترین دوران رشد یک انسان از این نوع چربی‌ها طراحی کرده است. لابد دکترهایی که اعتقاد دارند چربی اشباع‌شده مضر است اعتقاد دارند باید به جای شیر مادر به بچه سرلاک بدهیم.

اسکیموها و قبایل گوشت‌خوار استوایی-آفریقایی

اسکیموها، قبایل گوشت‌خوار استوایی-آفریقایی و قبایل شکارچی، تقریباً بیش از

۷۰ درصد غذاهایشان چربی است، از نوع چربی‌های اشباع‌شده حیوانی. اگر به گفته افرادی که سعی در ترویج چربی‌هراسی دارند، باشد اسکیموها و قبایل گوشتخوار استوایی–آفریقایی، می‌باید بالاترین نرخ مرگ‌ومیر از بیماری‌ها را داشته باشند. ولی میزان بیماری عروقی و سایر بیماری‌ها در بین این افراد کمتر از دیگر ساکنان زمین است. آنها بالاترین مقدار HDL و کلسترول خوب! را در بین ساکنان زمین دارند و کلسترول LDL شان بسیار کم است. این اتفاق می‌افتد چون:

۱- کربوهیدرات کمی مصرف می‌کنند.

۲- از چربی‌های اشباع‌شده استفاده می‌کنند.

۳- برخلاف کسانی که روغن‌گیاهی مصرف می‌کنند مقدار کمتری امگا ۶ وارد بدن‌شان می‌شود.

بدن ما طراحی شده تا از چربی‌های حیوانی و چربی شیر استفاده کند، نه چربی گیاهی.

با روغن‌های گیاهی خداحافظی کنید

دکتر «کسیا بجورک» می‌گوید: «مردم فکر می‌کنند دیوانه شده‌ام، وقتی به آن‌ها یاد می‌دهم که کره حیوانی بهتر از روغن کانولا است».

در تحقیقی موسوم به «تحقیق چربی و بیماری قلبی سیدنی» نتایج نشان داد که مصرف چربی‌های اشباع‌نشده چند پیوندی مخصوصاً آن‌هایی که حاوی مقادیر خیلی زیاد امگا ۶ هستند، «به شدت» برای سلامت مضر هستند. دکتر مالکوم کندریک نویسنده کتاب «حقه کلسترول» می‌گوید: «حقیقت آشکار است، چربی‌ها انواع مختلفی دارند، چربی‌های مفید، چربی‌های مضر. اما تولیدکنندگان مواد غذایی که از چربی‌های «ارزان» و غیرمفید استفاده می‌کنند، مانع می‌شوند تا اطلاعات درست به مردم برسد.»

در تحقیق بزرگ سیدنی که در سال ۲۰۱۳ منتشرشده، حدود ۵۰۰ نفر مرد میانسال که سابقه بیماری عروقی داشتند به دو دسته تقسیم شدند. یک دسته به مصرف چربی اشباع‌شده پرداختند و در گروه دیگر چربی‌های اشباع شده با چربی‌های اشباع‌نشده‌ِ (لینولئیک اسید) جایگزین شد. در دسته دوم، کلسترول و LDL کاهش

پیدا کرد، اما نه‌تنها بیماری قلبی کمتر نشد بلکه این دسته بیشتر در خطر مرگ ناشی از حمله قلبی قرار گرفتند. دقیقاً همان چربی‌های اشباع‌نشده‌ای که دکترتان به شما توصیه می‌کند، شما را خواهد کشت.

دکتر فرد کومورو از معروف‌ترین و کهنه‌کارترین محققان در حوزه چربی‌ها در دنیا است. او می‌گوید: «روغن‌های پخت‌وپز که در خانه‌ها استفاده می‌شود پر از چربی‌های امگا ۶ است. دقیقاً همین روغن‌ها باعث افزایش مرگ‌ومیر ناشی از بیماری عروقی شده‌اند. این چربی‌ها مستقیماً کلسترول‌تان را اکسیده می‌کنند و باعث ایجاد ضایعات عروقی می‌شوند. اگر روغن‌هایی مانند آفتابگردان و ذرت و کنجد را برای پخت پز استفاده کنید، این روغن‌ها در نهایت موجب گرفتگی عروق می‌شوند. اگر مردم از روغن‌های نباتی پرهیز کنند هرگز دچار بیماری عروقی نخواهند شد».

دکتر شناهان می‌گوید: «کلسترول و چربی‌ها باعث گرفتگی عروق نمی‌شوند. به شرطی که از چربی‌های مناسب استفاده کنیم. وقتی بدن‌ما مقدار زیادی روغن ذرت، سویا یا روغن‌های گیاهی رایج را هضم می‌کند، لیپوپروتئین‌های حامل این چربی‌ها فاقد آنتی اکسیدان‌های کافی می‌شوند. بدون این آنتی‌اکسیدان‌ها این لیپوپروتئین‌ها اکسیده می‌شوند و باعث ایجاد التهابات و در نهایت باعث بیماری عروقی می‌شوند. وقتی حامل‌های لیپوپروتئین نمی‌توانند وظیفه خودشان را به درستی ایفا کنند، بدن مجبور است تعداد بیشتری حامل LDL تولید کند. زیاد بودن تعداد حامل‌های LDL یکی از فاکتورهای بسیار اساسی در ریسک بیماری عروقی است.»

اکسیده شدن خیلی مهم‌تر است

کسی منکر این نیست که با مصرف روغن گیاهی «عدد کلسترول‌تان» در آزمایش کمتر خواهد شد. اما با این کار احتمال اکسیده شدن کلسترول در بدن بسیار بیشتر می‌شود. درنهایت این LDL های اکسیده شده هستند که برای بدن مضر هستند، نه تمام LDL ها.

«جیمی مور» در کتاب «شفاف‌سازی کلسترول» می‌گوید: «اکسیده شدن در بدن ما دقیقاً مانند اکسیده شدن یا زنگ زدن آهن به‌مرور اتفاق می‌افتد. با مصرف روغن گیاهی شما فکر می‌کنید چون کلسترول‌تان کاهش پیدا کرده پس شرایط

بدنتان خوب است، درحالی‌که از درون بدنتان درحال فروپاشی تدریجی و آرام است. با مصرف روغن‌ها گیاهی خود را در معرض اکسیده‌شدن قرار می‌دهید و احتمال ابتلا به بیماری عروقی را بیشتر می‌کنید. بد بودن کلسترول و کلسترول LDL آن‌قدر در ذهن‌ها عمیق جا افتاده است که دکترها بااینکه می‌دانند با مصرف روغن‌های گیاهی اشباع‌نشده، در معرض احتمال بیشتر اکسیده شدن و بیماری قلبی قرار می‌گیریم، اما حاضرند برای پایین آوردن عدد کلسترول در برگه آزمایش این خطر بسیار بزرگ‌تر را نادیده بگیرند.»

دکتر گراولین: «وقتی مصرف امگا ۶ خود را بیشتر می‌کنید، درصد کلسترول بیشتری در خون‌تان اکسیده می‌شود. در طی ده سال گذشته ما توانسته‌ایم به‌دقت کلسترول‌های اکسیده شده را در بدن اندازه‌گیری کنیم. کلسترول کل نیست که ریسک بیماری عروقی را مشخص می‌کند، بلکه مقدار کلسترول‌های اکسیده‌شده.»

آیا می‌دانید که چربی‌های اشباع‌شده (آن چربی‌هایی که بدنتان هر روز تولید می‌کند) نه تنها اکسیده نمی‌شوند، بلکه بدن را در برابر انواع اکسیداسیون‌ها محافظت می‌کنند؟ وقتی چربی‌های غذاهایتان را از نوع چربی‌های اشباع‌شده انتخاب می‌کنید، بدن حامل‌های چربی را با آنتی‌اکسیدان‌ها – CoQ10، ویتامین E و غیره مسلح می‌کند. این مواد کاملاً ضداکسیداسیون هستند و اکسیدان‌ها را خنثی می‌کنند. تفاوت اسیدهای چرب اشباع‌شده و اشباع‌نشده را از فصل‌های قبل به یاد دارید؟

دکتر گیلسپای می‌گوید: اندازه‌گیری مقدار LDL اکسیده‌شده می‌تواند در ۸۲ درصد مواقع بیماری قلبی را پیش‌بینی کند. ما به جای تمرکز روی LDL های اکسیده‌شده، روی کاهش کل LDL ها متمرکز شده‌ایم که این فقط حرکت در یک مسیر اشتباه است».

از دکترتان بخواهید اگر ممکن است به جای کلسترول LDL، میزان LDL اکسیده شده را اندازه‌گیری کند. هرچند حتی اگر در آزمایش‌های رایج میزان کلسترول اکسیده‌شده قابل سنجش نباشد، دلیل نمی‌شود نتوانید برای پیشگیری از افزایش کلسترول‌های اکسیده‌شده کاری کنید.

برای کاهش میزان اکسیده شدن کلسترول باید از، قند و کربوهیدرات‌های ساده و روغن‌های گیاهی، استرس و دخانیات پرهیز کنید و مصرف چربی حیوانی و ورزش را افزایش دهید. هیچ دارویی برای کاهش LDL های اکسیده شده وجود ندارد، دقیقاً به همین دلیل است که دکترها توجه خاصی به آن ندارند، چون حتی اگر آن را اندازه‌گیری کنند، نمی‌توانند با دارو کاری برایش بکنند.

بسیار مهم است که درک کنید در بیشتر این بیماری‌ها تنها کسی که می‌تواند کاری برایتان انجام دهد، خودتان هستید. کاری از دست دکترتان بر نمی‌آیند، دکترتان برای این چیزها دارویی ندارد تا به شما تجویز کنید، یا حداقل تا امروز چنین دارویی اختراع نشده است. فقط خودتان با تغییر سبک زندگی است که می‌توانید سرنوشت سلامتی‌تان را مشخص کنید. در یک کلام «باید بیشتر آموزش ببینید و البته آموزش‌های درست». در فصل‌های قبلی هم در مورد کاهش چربی‌خون دیدید که تنها چیزی که می‌تواند به شما کمک کند، تصحیح سبک زندگی و تغذیه است.

مهم‌ترین آنتی‌اکسیدان‌ها ویتامین C، ویتامین E و بتاکاروتن‌ها هستند. که مانع از اکسیده شدن کلسترول در خون می‌شوند. مصرف این آنتی‌اکسیدان‌ها اهمیت بسیاری دارد و می‌تواند مانع از بیماری عروقی شود.

روی روغن‌های مایع گیاهی را خوانده‌اید؟

اگر برچسب روی روغن‌های مایع گیاهی را خوانده باشید، نوشته شده: «در معرض نور قرار نگیرد، در معرض هوا قرار نگیرد، با دمای بالا نباید پخت و پز انجام شود، غذایی که با آن می‌پزید را دوباره گرم نکنید یا توصیه‌های مشابه.» روغن‌های گیاهی اشباع‌نشده پلی، به‌راحتی می‌توانند اکسیده شوند. اکسیده‌شدن این روغن‌ها یکی از دلایل ایجاد سرطان و بیماری عروقی است. لنولئیک اسید موجود در روغن‌های گیاهی به راحتی به رادیکال‌های آزاد تبدیل می‌شود، که برای بدن سم است. مهم نیست چقدر کلسترول LDL در خونتان دارید، آنچه مهم است میزان LDL های اکسیده شده است. روغن‌های گیاهی باعث کاهش کلسترول LDL تان خواهد شد، اما درصد LDL های اکسیده شده را چندبرابر خواهد کرد.

بخار روغن مایع

تا حالا دقت کرده‌اید که بخار روغن‌های گیاهی از روی هود و اجاق‌گاز چقدر سخت پاک می‌شوند، اما این اتفاق هرگز برای چربی‌های حیوانی نمی‌افتد. تحقیقات زیادی نشان‌داده‌اند آشپزهایی که در معرض بخار روغن‌های گیاهی قرار دارند ریسک ابتلا به سرطان‌شان چند برابر معمول است. روغن‌های سرخ‌کردنی گیاهی در هنگام پخت‌وپز موادی به نام آلدهید و فرم‌آلدهید تولید می‌کنند. این دو ماده از سموم خطرناک برای بدن هستند.

آلدهیدها روی DNA اثر می‌گذارند و فرم‌آلدهیدها حتی از آلدهایدها هم خطرناک‌تر هستند. دقیقاً به همین خاطر است که از روی اجاق پاک نمی‌شوند. در یک مرغ‌سرخ شده با روغن‌سرخ کردنی حدود ۱۳۰ نوع ماده شیمیایی جدید تولید می‌شود، موادی که حتی نمی‌دانیم با بدن ما چه می‌کنند.

محققان بر این باورند که افزایش التهابات بدن که ناشی از مصرف روغن‌های گیاهی یکی از اصلی‌ترین عوامل ایجاد استعداد چاقی و دیابت است.

هرمت استرباور، کسی است که گروه مواد آلدهید را کشف کرد و تمام عمرش را به مطالعه این دسته از سموم پرداخته است. او می‌گوید «آلدهیدها فوق‌العاده واکنش‌پذیر هستند و حتی با DNA واکنش می‌دهند و باعث مرگ سلول‌ها و افزایش اکسیداسیون در بدن می‌شوند. آلدهیدها فوق‌العاده واکنش‌پذیر هستند و دقیقه به دقیقه واکنش می‌دهند و تغییر ماهیت می‌دهند. آلدهیدها از گرم کردن روغن‌های گیاهی حتی با دمایی کمتر از دمای دود ایجاد می‌شوند. این مواد باعث اکسیده‌شدن کلسترول در بدن می‌شوند و باعث بیماری عروقی می‌شوند. حتی باعث سرطان و سنگ کلیه نیز می‌شوند.»

دکتر بالی یکی از محققان برجسته‌ای است که تمرکز تحقیقاتش بر روی مواد سمی بیولوژیکی برای بدن، است. دکتر بالی می‌گوید: «درک نمی‌کنم که چرا همه فقط نگران کلسترول‌شان هستند و در حالی که این همه سموم مختلف وارد بدنشان می‌کنند که ده‌ها و صدها برابر مضرتر هستند و به‌هیچ‌وجه هم برایشان مهم نیست. این دیوانگی است.» دکترها به کلسترول توجه می‌کنند و توصیه می‌کنند که

چربی‌های حیوانی را با چربی‌های گیاهی جایگزین کنید تا کلسترول‌تان کمی کمتر شود ولی این همه سموم و آسیب‌هایی را که با مصرف روغن‌های گیاهی به بدن می‌رسد، به راحتی نادیده می‌گیرند. دلیلش صرفاً گیر کردن در باورهای ۳۰ سال پیش است.

از روغن‌های گیاهی فرار کنید

دکتر دیوید گیلسپای در کتاب عالی خود به نام «روغن‌های سمی» توصیه می‌کند: «نه تنها از روغن‌های تولید شده از دانه‌های خوراکی دور شوید، بلکه فرار کنید. مشکل این روغن‌ها این است که حاوی مقادیر بسیار زیادی چربی اشباع‌نشده‌چندپیوندی هستند. به مردم همیشه گفته شده که چربی امگا ۶ خوب است، و درست هم هست. اما فقط به مقدار بسیار کم.» مقدار امگا ۶ ای که امروزه با خوردن روغن‌های ارزان قیمت گیاهی، وارد بدن ما می‌شود ۱۵ تا ۳۰ برابر چیزی است که باید در رژیم ما باشد.

گفتیم که التهاب چیز خوبی است و بخشی از مکانیزم دفاعی بدن برای دفاع در برابر موجودات سمی و خارجی است. امگا ۶ بخش التهاب‌سازی را در بدن کنترل می‌کند و امگا ۳ فرایند ضد التهابی را کنترل می‌کند. دکتر گیلسپای می‌گوید «وقتی مصرف امگا ۶ بسیار بیشتر از امگا ۳ باشد، بدن به سمت التهاب‌پیش خواهد رفت، و بخش التهاب و ضد التهابی بدن از تعادل خارج می‌شود. دقیقاً به همین دلیل است که بسیاری از بیماری‌های خودایمنی، واکنش‌های آلرژیک و آرتروز مفصلی که ارتباط مستقیم با مصرف چربی گیاهی دارند و روز به روز در حال افزایش هستند. بیماری‌هایی مانند آرتروز مفصلی در بین افرادی بسیار شایع است که به توصیه دکترشان به‌صورت کامل از چربی‌های حیوانی پرهیز کرده‌اند.»

البته منظور از روغن گیاهی، روغن‌هایی هستند که اشباع‌نشده چند پیوندی و با امگا ۶ زیاد هستند. روغن‌نارگیل هم روغن گیاهی هست ولی از بهترین نوع چربی‌هایی است که می‌توان استفاده کرد، سعی کنید تا جای ممکن کره‌حیوانی و روغن‌نارگیل بیشتری مصرف کنید. همانطور که بچه‌های مدرسه فیتنس در قهوه صبحگاهی خود روغن‌نارگیل یا کره می‌ریزند. در عوض روغن کنجد برای پخت و پز از بدترین نوع روغن‌ها است.

«علم بعد از هر مراسم تدفین یک قدم پیشرفت می‌کند» (غرور متخصصانی که نظریات قبلی و قدیمی را ارائه داده‌اند مانع رشد علم می‌شود)
-- مارک پلانک

کمبود کلسترول

احتمال ابتلا به سرطان (به‌خصوص سرطان روده) در افرادی که کلسترول کمتر از ۱۶۰ دارند سه برابر بیشتر از افراد با کلسترول بالا است. همچنین افراد با «کلسترول پایین» عصبی شدن و رفتارهای خشن بیشتری از خود نشان می‌دهند. خودکشی در افراد با کلسترول پایین دو برابر افراد با کلسترول بالا است. پیش‌تر در مورد فواید بی‌شمار کلسترول و نقش حیاتی کلسترول در بدن صحبت کردیم و الان می‌خواهم کمی در مورد عوارض کمبود کلسترول صحبت کنم.

تمام تحقیقات تا قبل از سال‌های ۲۰۰۰ بر روی اثر کلسترول زیاد متمرکز بود و کمتر کسی در مورد عوارض کم‌بودن سطح کلسترول می‌دانست. اما امروزه تحقیقات روزبه‌روز بیشتر نشان می‌دهند که «کلسترول کم» و «کاهش مصنوعی کلسترول با دارو» خطرات بیشتری دارد تا کلسترول بالا. آیا تابه‌حال کسی در این مورد چیزی به شما گفته است؟

دکتر فرد پیسکاتور توضیح می‌دهد: «امروزه افراد لاغر، افراد چاق، افراد بافعالیت

کم، افراد ورزشکار به‌خصوص دونده‌های ماراتن، دچارِ حمله قلبی می‌شوند. دلیل حملات قلبی در دونده‌های ماراتن و ورزشکاران، احتمالاً کلسترول بسیار کم این ورزشکاران است. کلسترول کم بسیار خطرناک‌تر از کلسترول زیاد است. کلسترول بخش حیاتی تمام سلول‌های ماست.»

در بیماری‌ای به نام سندرم «smith-lemli-opitz» بدن بیمار قادر به تولید کلسترول کافی نیست. دکتر کریس مسترجان از افرادی است که طی سال‌ها این سندرم را موردمطالعه قرار داده است و می‌گوید: «افرادی که بدن‌شان نمی‌تواند به‌اندازه کافی کلسترول تولید کند، دچار اختلالات رشدی در اعضای بدن خود می‌شوند، مشکلات گوارشی شدیدی را تجربه می‌کنند، بینایی‌شان به‌سرعت ضعیف می‌شود و احتمال بروز بیماری‌های عفونی در آن‌ها بسیار بیشتر است. این افراد رفتارهای وحشیانه و حتی خودآزاری‌های شدیدی دارند و هوش پایینی دارند». راه درمان این بیماران یک رژیم غنی از کلسترول و «مکمل‌های کلسترول» است. درست، «مکمل کلسترول».

ما برای داشتن پوست و مویی شاداب به کلسترول نیاز داریم، برای حفظ سلامت بینایی به کلسترول نیاز داریم. برای سلامت مغز، حافظه خوب و باهوش بودن، برای پیشگیری از بیماری‌های عفونی، به‌طورکلی برای سلامت تک‌تک اعضای بدن به کلسترول کافی نیاز داریم.

اثر منفی کاهش کلسترول بر روی مغز

۲۵ درصد از کل کلسترول بدن در مغز ماست. آیا تا به حال فکر کرده‌اید کاهش کلسترول چه اثری روی مغز می‌تواند داشته باشد؟ کلسترول، در سیناپس‌های مغز برای انتقالِ پیام‌های عصبی بین نورون‌ها حیاتی است. کمبود کلسترول می‌تواند مستقیماً باعث ایجاد آلزایمر شود.

کلسترول روی تولید سروتونین یا هورمون شادی بدن تأثیر دارد و باعث می‌شود فردی خوش‌اخلاق‌تر و شاداب‌تر باشید. بخش سروتونین‌سازی مغز به کلسترول کافی نیاز دارد. رفتارهای وحشیانه و خودآزاری در بین افراد مبتلا به بیماری کمبود کلسترول، را یادتان هست.

به‌همین دلیل است که داروهای ضدافسردگی باعث افزایش کلسترول می‌شوند. افرادی که کلسترول کم دارند، بیش از بقیه دچار افسردگی می‌شوند. یکی از عوارض داروهای کاهش کلسترول، عصبی شدن و افسردگی بیمار است.

مردم کشور ژاپن، به نسبت سطح کلسترول بسیار پایینی دارند و محققان یکی از دلایل بالا بودن خودکشی و افسردگی شایع در این کشور را به همین کم بودن کلسترول در ژاپنی‌ها نسبت می‌دهند.

کمبود چربی‌ها در رژیم غذایی اصلی‌ترین دلیل افسردگی است. دکتر پریتیکن نویسنده کتاب «رژیم پریتیکن»، در کتابش توصیه می‌کند که برای کاهش وزن باید چربی‌ها را به کمتر از ده درصد کل کالری‌های مصرفی رساند. این دکتر خود به دلیل افسردگی حاد ناشی از تعهد سرسختانه به این رژیم، خودکشی کرد. این نوع رژیم کم چربی، نسخه کاملاً اثبات‌شده‌ای است برای کسانی که بخواهند خود را دچار افسردگی کنند.

نیمی از بیماران قلبی دارای سطح کلسترول ایده‌آل هستند

فکر می‌کنید اگر کلسترولتان کمتر از ۲۰۰ باشد از بیماری عروقی پیش‌گیری می‌شود؟ پس بیماری قلبی در افرادی که کلسترول کمتر از ۱۵۰ دارند باید کمتر باشد درست است؟ بالاخره باور رایج می‌گوید «کلسترول» باعث رسوب در عروق می‌شود. اما ...

در مورد این تحقیقات پیش‌تر صحبت کردیم، اما باز یادآوری کنم که ۷۵ درصد از حملات قلبی در افرادی است که سطح «کلسترول LDL» شان بالا نیست، و حتی ۵۰ درصد از این حملات قلبی در افرادی است که «کلسترول LDL» کاملاً ایده‌آل دارند. واکنش محققان و دکترهایی که دوست ندارند از ایده مضر بودن کلسترول

LDL دست بکشند، این است که «باید کلسترول را حتی بیش از این کاهش دهیم و این مرزهای سلامت هم بالا محسوب می‌شوند» درواقع از شما می‌خواهند یک توصیه اشتباه را بیشتر و سفت و سخت‌تر اجرا کنید.

دکتر پاوول یامینت توضیح می‌دهد: «وقتی کلسترول، کمتر از ۱۸۰ شود، سیستم دفاعی شما تضعیف می‌شود و احتمال بیماری‌ها بیشتر می‌شود. احتمال مرگ شما بر اثر سرطان و بیماری‌های عفونی بیشتر می‌شود. تقریباً تمام افراد سالم دنیا که عمر طولانی می‌کنند، مثل پدر بزرگ‌های ۱۰۰ ساله‌ی ما، کلسترول حدود ۲۰۰ یا بیشتر دارند.» چرا سرطان روز به روز بیشتر می‌شود، چرا طول عمر کاهش پیدا کرده است، چرا اکثر مردم دچار مرگ ناشی از بیماری می‌شوند؟ شاید چون مردم روز به روز بیشتر، سعی می‌کنند کلسترول‌شان را کاهش دهند.

همان‌طور که دکتر ایدس نویسنده کتاب «protein power» می‌گوید: «در زنان هرچه کلسترول بالاتر باشد، طول عمر آنها بیشتر خواهد بود. ارتباط بسیار قوی‌ای بین کلسترول زیاد و طول عمر در زنان وجود دارد. زنان هرگز مشکل بالا بودن کلسترول ندارند، اما مشکل کمبود کلسترول دارند.»

اگر کلسترول‌تان کم است دوحالت دارد: یا گیاه‌خوار هستید و رژیم‌تان فاقد چربی‌های مفید است و یا دچار نوعی بیماری مثل بیماری‌های عفونی یا پرکاری تیروئید هستید. شاید هم بیش از حد ورزش می‌کنید.

اثر منفی کلسترول کم بر روی قلب

در تحقیقاتی که در سال ۲۰۰۷ به سرپرستی دکتر «ین لی» منتشر شد، نشان داده شد که کلسترول نقش حیاتی درترمیم اعضای بدن دارد. کلسترول کم می‌شود رگ‌ها و عروق ما خشک شوند و انعطافشان را از دست دهند. درنتیجه زخم‌های میکروسکوپی در عروق به‌شدت افزایش می‌یابد که درنهایت ملتهب شدن این ضایعات می‌تواند باعث ایجاد پلاک‌های آترواسکلروز و بیماری عروقی شود» دکتر لی می‌گوید، داروهای استاتین به دلیل خاصیت «کاهش کلسترول‌شان» بسیار خطرناک هستند. بدن میزان درست کلسترول لازم را تنظیم می‌کند و هرگز نباید سطح کلسترول کاهش داده شود.

اثر منفی کلسترول کم بر سلامت

کلسترول، بخش اصلی سیستم دفاعی بدن است و باعث ترمیم اعضای بدن می‌شود. بدون مقادیر مناسب کلسترول نمی‌توانیم با بیماری‌های عفونی بجنگیم. آلرژی‌ها و حساسیت‌ها در افراد با کلسترول کم، بسیار شایع‌تر است.

کلسترول بخش مهمی در فرایند ترمیم سلول‌ها است. بنابراین اگر کمبود کلسترول داشته باشیم، درترمیم عضلات و عضله‌سازی دچار مشکل خواهیم شد. برای عضله‌سازی به همان اندازه که به پروتئین نیاز داریم به چربی‌ها هم نیاز داریم. برای عضله‌سازی لازم است مقدار کافی کلسترول به تک‌تک سلول‌ها برسد تا بتوانند خودشان را بازسازی و ترمیم کنند.

از لحظه‌ای که داروی کاهش کلسترول استفاده کنید و یا رژیمی می‌خورید که غنی از چربی‌اشباع‌شده نباشد، بدنتان را دربرابر بیماری‌ها در وضعیت بدتری قرار می‌دهید.

دکتر مالکوم کندریک می‌نویسد: «میزان مرگ‌ومیر در بین افرادی با کلسترول بین ۱۶۰ تا ۲۴۰ تفاوتی با هم ندارند و حتی هرچه کلسترول در این بازه بیشتر باشد، طول عمر بیشتر است.»

به‌طور خلاصه یادگرفتیم که کلسترول چقدر مهم است و اگر کمبود کلسترول داشته باشیم، عملاً روی تک‌تک فعالیت‌های بدن اثر منفی خواهد گذاشت.

«نقیض یک قضیه درست یک قضیه کذب است، اما نقیض یک حقیقت ژرف گاهی حقیقتی ژرف‌تر است».

—— نیلز بور

۱۲ دلیل افزایش کلسترول

بالا بودن کلسترول به‌تنهایی مشکل‌ساز نیست، اما می‌تواند نشانه‌ی وجود مشکلاتی عمیق‌تر باشد. بالا بودن کلسترول بد نیست، اما بیش‌ازحد بالا بودن آن نشانه‌ی خوبی نیست. لازم نیست فوراً به دنبال راه‌حل و دارویی برای کاهش کلسترول باشیم، در عوض بالا بودنِ کلسترول به ما می‌گوید «شاید» مشکلی عمیق‌تر در بدن باشد، شاید هم واقعاً مشکلی نباشد. پس باید به عواملی که باعث بالا رفتن کلسترول شده‌اند توجه کنیم. یادمان نرود که در اکثر مواقع میزان کلسترول در واکنش به التهابات و نیازهای بدن بالا می‌رود.

دکتر دیوید دایموند می‌گوید: «به نظر من بالا بودن کلسترول و LDL مهم هستند، اما راه‌حل هرگز کاهش آن‌ها با دارو نیست. باید دنبال مشکل اصلی بگردیم. کلسترول بالا می‌تواند نشانه‌ی مشکلی عمیق‌تر در سلامت باشد.»

دوبرابر شدن کشف قاچاق

افزایش کلسترول «ممکن» است «نشانه‌ی اتفاق بدی» باشد، اما بالا رفتن کلسترول «خوب» است.

پایان افسانه کلسترول، چربی و نمک - فصل دوازدهم

اگر قرار باشد یک نکته از این کتاب را به یاد بسپارید همین مثال زیر است.

رئیس پلیس کشور گزارش می‌دهد «در طی ۱۲ ماه گذشته کشفیات قاچاق مواد مخدر دو برابر شده است». از این گزارش چه برداشتی می‌کنید؟ این گزارش مثبت است یا منفی؟

شاید این گزارش نشان می‌دهد که نیروهای پلیس بسیار حرفه‌ای و در طی طرحی ضربتی، عملکردی فوق‌العاده نشان داده‌اند و عملکرد پلیس دو برابر بهتر شده است. شاید هم نشان‌دهنده‌ی این باشد که میزان کل قاچاق مواد مخدر دو برابر شده، درنتیجه اکتشافات هم دو برابر شده است. بسته به اینکه چگونه این حرف را تعبیر کنیم این گزارش می‌تواند مثبت یا منفی باشد. بالا رفتن کشفیات قاچاق ممکن است «نشانه اتفاق بدی» باشد، اما «بیشتر شدن کشف قاچاق» اتفاق خوبی است.

«افزایش کشفیات مواد مخدر در ۱۲ ماه گذشته» هیچ‌چیز معناداری به ما نمی‌گوید. صرفاً می‌فهمیم یک اتفاقی افتاده است. حالا برای تحلیل درست‌تر باید ببینیم دقیقاً چه اتفاقی باعث افزایش کشفیات مواد مخدر شده است.

بالا رفتن کلسترول دقیقاً می‌تواند یک خبر خوب باشد که نشان می‌دهد، بدن ما بهتر از قبل و با نیروی بیشتر در برابر عوامل مضر و سموم در حال مبارزه است. شاید هم نشانه‌ی بدی باشد و حاکی از این باشد که میزان سموم و عوامل ایجاد التهاب در بدن بیشتر شده و اوضاع اضطراری است، درنتیجه کلسترول هم بیشتر شده است.

در هر دوی این حالات کاهش مصنوعی عدد کلسترول مانند این است که دو برابر شدن کشفیات مواد مخدر را منفی تعبیر کنیم و سپس به نیروهای پلیس دستور دهیم که سعی کنند کمتر به کشف قاچاق بپردازند تا آمار بالا نرود.

در ادامه به ۱۲ دلیل احتمالی برای بالا رفتن کلسترول کل یا کلسترول LDL می‌پردازم.

۱- کاهش وزن و لاغری

در هنگام کاهش وزن، به همراه چربی‌هایی که از ذخایر چربی‌تان آزاد می‌شود مقداری کلسترول هم آزاد می‌شود و این ممکن است باعث بالا رفتن کلسترول کل در خون شود. از طرفی در افرادی که در رژیم کاهش وزن هستند، مخصوصاً افرادی که اضافه‌وزن نسبتاً زیادی دارند، ممکن است تغییرات کاملاً عجیب‌وغریبی رخ دهد. مثلاً کلسترول و کلسترول LDL بالا رود و حتی گاهی HDL کاهش پیدا کند، چربی خون بالا رود یا حتی کبد چرب موقت ایجاد شود، اما باید صبور باشید. بعد از کاهش وزن و آب‌کردن چربی‌های اضافه این عددها به ثبات خواهند رسید.

دقیقاً به همین دلیل به افرادی که برای مشاوره لاغری مراجعه می‌کنند، توصیه می‌کنم که فقط اعداد قبل و بعد از رژیم را با هم مقایسه کنند. عددهای آزمایش خونی که در حین رژیم گرفته شود، گاهی قابل‌اعتماد نیستند. به‌خصوص در کاهش وزن سریع ممکن است مقداری چربی‌خون بالا برود و HDL کاهش پیدا کند. این اتفاقات به دلیل آزاد شدن مقدار زیادی چربی از ذخایر سلول‌های چربی است که چیز نگران‌کننده‌ای نیست.

۲- مصرف کربوهیدرات یا قند زیاد

دکتر «لاندل» توضیح می‌دهد: «یکی از اصلی‌ترین دلایل بالا بودن کلسترول کل و کلسترول LDL، چربی خون و VLDL و کم بودن HDL، مصرف کربوهیدرات زیاد است.» پس اولین قدم برای کاهش کلسترول LDL چیست؟ همان‌طور که قبلاً هم صحبت کردیم، باید مصرف کربوهیدرات‌ها، مخصوصاً کربوهیدرات‌های نشاسته‌ای ساده و قندها را کاهش دهید.

البته مصرف زیاد کربوهیدرات‌ها و قندها شاید آن‌قدر بر میزان کل کلسترول LDL تأثیر نداشته باشد، اما باعث می‌شوند حامل‌های LDL شما از نوع درشت و

بی‌خطر به ریز و پرخطر تبدیل شوند. با کوچک شدن حامل‌ها طبیعتاً، تعداد کل حامل‌های LDL بیشتر می‌شوند.

وقتی قند خون بالا باشد، قندها به پروتئین‌ها و حامل‌های LDL حمله می‌کنند و مانند آدامس به آن‌ها می‌چسبند و مانع کارکردشان می‌شوند (فرایندی که گلایکیشن نام دارد). این حامل‌های LDL تغییریافته نمی‌توانند توسط کبد بازیافت شوند. وظیفه‌ی LDL ها رساندن چربی و کلسترول به سلول‌ها است. اگر این حامل‌ها نتوانند کارشان را درست انجام دهند، بدن مجبور است تعداد بیشتری LDL تولید کند. درنتیجه به‌مرور تعداد LDL های درشت کم می‌شوند و جای خود را به تعداد بیشتری LDL ریز می‌دهند.

هر چیزی که باعث افزایش چربی‌خون شود، باعث افزایش LDL و به‌خصوص LDL های ریز و خطرناک می‌شود. مردم فکر می‌کنند خوردن چربی و کلسترول باعث افزایش کلسترول و چربی می‌شود. ولی دقیقاً برعکس، خوردن کربوهیدرات‌های ساده و قندها است که باعث افزایش چربی خون می‌شود. هرچه چربی بیشتری بخورید، کبدتان چربی کمتری می‌سازد.

بهترین راه برای اینکه مطمئن باشید مقدار مصرف کربوهیدرات‌تان زیاد نیست، این است که تری‌گلیسیرید (چربی خونتان) کمتر از ۱۰۰ باشد. اگر چربی‌خونتان بالای ۱۰۰ باشد یعنی در خوردن کربوهیدرات و قند واقعاً زیاده‌روی کرده‌اید.

۳- کم‌شدن ترشح هورمون تیروئید

یکی از وظایف هورمون تیروئید، تنظیم کلسترول است. اگر تیروئید کم‌کار داشته باشید (و یا حتی اگر به‌صورت سالم ترشح تیروئیدتان کم شده باشد) کلسترول‌تان بالاتر خواهد رفت. هورمون تیروئید (T3) به گیرنده‌های LDL در کبد دستور می‌دهد که LDL های اضافه را از خون جمع کنند و ذخیره کنند. اگر این هورمون کاهش یابد، عمل جمع‌آوری LDL ها به آهستگی صورت می‌پذیرد و درنتیجه مقدار LDL

شناور در خون بیشتر می‌شود. اگر زندگی سالمی در پیش‌گرفته‌اید ولی همچنان کلسترول LDL تان بالا است، اولین توصیه‌ام این است که یک آزمایش و چک‌آپ کامل از کارکرد هورمون‌های تیروئید خود انجام دهید.

نکته مهم: کم‌کاری تیروئید گاهی نهان می‌ماند و به‌محض اینکه سبک زندگی‌تان را تغییر می‌دهید و سالم‌تر زندگی می‌کنید، به‌یک‌باره خودش را نشان می‌دهد. بنابراین اگر سبک زندگی‌تان را به زندگی سالم‌تری تغییر دادید و به‌یک‌باره کلسترول LDL تان به‌شدت بالا رفت، اولین قدم بررسی هورمون‌های تیروئید است.

یکی از شایع‌ترین دلایل بالا بودن کلسترول LDL، کم‌کاری تیروئید است، که اکثر اوقات با مصرف «ید» یا مکمل به راحتی قابل‌حل است.

البته در رژیم‌های کم‌کربوهیدرات و پرچربی ممکن است ترشح هورمون T3 کاهش پیدا کند که این نشان دهنده بیماری کم‌کاری تیروئید نیست، صرفاً بدن برای حفظ عضلات و عدم عضله سوزی، ترشح T3 را به صورت سالمی کاهش می‌دهد.

٤- بالا بودن ژنتیکی کلسترول (هایپر کلسترولمیای فامیلیال)

این بیماری یکی از شایع‌ترین بیماری‌های ژنتیکی است. در این بیماری گیرنده‌های LDL این افراد مشکل دارد و کبد نمی‌تواند بفهمد که به اندازه کافی کلسترول در بدن وجود دارد، بنابراین مدام کلسترول تولید می‌کند.

افرادی که مبتلا به این بیماری هستند دودسته‌اند:

هترو: افرادی که یک ژن معیوب را به ارث می‌برند، حتی اگر سالم زندگی کنند، در بیست یا سی سالگی احتمال حمله قلبی برایشان وجود دارد. نیم درصد افراد این بیماری ژنتیکی را دارند که نصفشان در جوانی بر اثر حمله قلبی فوت می‌کنند.

هومو: دسته دوم، افرادی هستند که دو ژن معیوب را به ارث می‌برند که در سنین نوجوانی بر اثر حمله قلبی می‌میرند. با علم کنونی هیچ کاری برای این دسته افراد نمی‌توان انجام داد، حتی اگر دز بسیار بالایی از داروی کاهنده کلسترول برایشان تجویز شود، تأثیری نخواهد داشت.

اگر این کتاب را می‌خوانید و سن‌تان بیش از ۲۰ سال است می‌توانید خوشحال باشید که حداقل جز دسته‌ی دوم نیستید. اما یک آزمایش ژنتیک می‌تواند مشخص کند که آیا جز آن نیم درصد افراد بدشانس دسته اول هستید یا نه. برخی دکترها صرفاً با دیدن کلسترول LDL بسیار بالا حدس می‌زنند که شاید مشکل ژنتیکی باشد، اما ممکن است فردی کلسترول بسیار غیرطبیعی و بالا داشته باشد ولی مشکلش ژنتیکی نباشد. تنها راه قطعی فهمیدن این موضوع آزمایش ژنتیکی است. البته آزمایش بسیار گرانی است و تحت پوشش بیمه هم نیست.

نکته: تنها مشکل افراد دارای این بیماری ژنتیکی، بالا بودن کلسترول نیست، بلکه کلاً بدن‌شان از برخی جهات متفاوت است. به عنوان مثال، فاکتور انعقاد خون‌شان چند برابر معمول است، که این باعث می‌شود حتی انفجارهای کم‌خطر آترواسکلروزها به سرعت تبدیل به لخته شوند و حمله قلبی ایجاد شود.

این افراد باید بسیار مواظب سطح تیروئیدشان باشند و به اندازه لازم «ید» مصرف کنند. همچنین بهتر است یک رژیم کم‌کربوهیدرات داشته باشند، اما به‌جای چربی‌های اشباع‌شده، از چربی‌های اشباع‌نشده تک‌پیوندی مانند روغن زیتون، کانولا و آواکادو استفاده کنند. این تغییرات بسیار مؤثرتر از مصرف دارو خواهد بود.

۵- کمبود ریزمغذی

کمبود مواد مغذی، ویتامین و موادمعدنی می‌تواند بدن را مجبور به تولید مقدار بیشتری کلسترول و LDL کند. دکتر جامینت می‌گوید: «شایع‌ترین کمبودهایی که باعث افزایش کلسترول LDL می‌شوند، کمبود «ید» و سلنیم است. این دو ماده برای کارکرد تیروئید لازم هستند. همچنین کمبود زینک و مس که برای تولید آنتی‌اکسیدان‌ها لازم هستند نیز باعث افزایش کلسترول LDL می‌شود.

گاهی ممکن است کلسترول‌تان بالا باشد و دکترتان سعی کند آن را با داروی ضد کلسترول پایین آورد، اما مشکل واقعی شما صرفاً کمبود یکی از این مواد معدنی باشد. بعد از آزمایش تیروئید، برای کسی که کلسترول LDL بالا دارد، قدم بعدی آزمایش کمبود ریزمغذی و ویتامین‌ها است.

٦- عفونت‌های باکتریایی مزمن، مخصوصاً چرک دندان

دکتر راونسکاو توضیح می‌دهد: «در بقایای زخم‌های بدن، کلسترول زیادی یافت می‌شود. درواقع آترواسکلروزهای درون عروق، بقایای زخم‌های باقی‌مانده از عفونت‌های دیواره عروق هستند. کلسترول برای مقابله با عفونت‌ها تولید می‌شود.»

می‌دانیم که کلسترول در واکنش به التهابات و عفونت‌ها تولید می‌شود و نقش درمانی دارد. اگر در بدنتان عفونت یا التهاب در جریان باشد، کاملاً طبیعی است که کلسترول‌تان افزایش پیدا کند. خلاصه اینکه اگر عفونت باکتریایی نهان داشته باشید، می‌تواند باعث افزایش عدد کلسترول LDL در آزمایش‌تان شود. برخی دکترها به‌محض دیدن کلسترول بالا داروی کاهش کلسترول تجویز می‌کنند و نادیده می‌گیرند که شاید مشکل دیگری در جای دیگری از بدنتان وجود داشته باشد. با این کار به‌جای درمان صرفاً نشانه‌های آن را از بین می‌برند.

کلسترول ضد التهاب و عفونت است، کلسترول بالا شاید صرفا نشانه‌ی وجود مشکل التهاب یا عفونتی نهانی در بدن‌تان باشد. ممکن است سال‌ها عفونت نهانی در دندان‌هایتان باشد و این باعث افزایش کلسترول‌تان شود و این را فقط کسی که تخصص دندان‌پزشکی دارد تشخیص خواهد داد.

آیا تابه‌حال دکترتان با دیدن کلسترول بالا از شما خواسته تا دندان‌هایتان را ازنظر وجود عفونت بررسی کنید؟ در انتهای دندان‌های عصب‌کشی شده، ممکن است عفونت‌های نهانی ایجاد شوند و بدنتان سال‌ها در واکنش به این عفونت‌ها کلسترول زیاد تولید کند. این اتفاق در دندان‌های کشیده شده بسیار شایع‌تر است.

حتی پر کردن دندان‌ها با مرکوری آمالگام، که یک فلز سنگین است، می‌تواند باعث بالا رفتن کلسترول شود. به‌مرور آزاد شدن این فلز سنگین که در کلیه و کبد و حتی مغز ذخیره می‌شود، باعث افزایش کلسترول می‌شود.

٧- استرس

در تحقیقی که بر روی حسابداران انجام شد، مشخص شد که در اوج فشار کاری آخر سال که استرس زیادی در کارشان وجود دارد، کلسترول LDL شان تا ۶۰ درصد افزایش پیدا می‌کند.

استرس از اصلی‌ترین عواملی است که هم باعث افزایش بیماری عروقی می‌شود و هم باعث افزایش کلسترول LDL.

دکتر «مالکوم کندریک» در کتاب «حقه کلسترول» می‌گوید: «کاملاً طبیعی است بدن در شرایط استرس و فشار، کلسترول بیشتری تولید کند. اگر درک کنید که کلسترول و LDL عامل‌های ترمیمی در بدن هستند، درک این موضوع سخت نخواهد بود. وقتی هورمون استرس، کورتیزول، بیشتر می‌شود. بدن برای ترمیم سلول‌های تخریب‌شده تولید کلسترول و LDL اش را هم افزایش می‌دهد. این در کوتاه‌مدت عالی است، اما اگر تحت استرس مزمن و دائم باشید، برای سلامتتان بسیار بسیار خطرناک است.»

اگر به‌جای کاهش استرس زندگی، سعی کنید کلسترول را با مصرف داروی کاهش کلسترول کم کنید، درواقع دارید در مکانیزم طبیعی بدن برای ترمیم سلول‌ها اختلال ایجاد می‌کنید. این نه‌تنها کار مفیدی نیست، بلکه کاملاً به ضرر سلامتتان است.

کلسترول بعد از شکست عشقی افزایش پیدا می‌کند. از دست‌دادن یک دوست یا عضو خانواده، فشار کاری، شکست عشقی، طلاق، می‌توانند باعث افزایش کلسترول LDL شود. در عوض عاشق شدن، خوش‌گذرانی، مسافرت تفریحی، ازدواج می‌توانند باعث کاهش کلسترول LDL شود. کیفیت زندگی زناشویی گاهی بیش از هر چیزی بر میزان کلسترول LDL تأثیر دارد.

چهار نکته بسیار مهم در پیشگیری از بیماری عروقی عبارتند از:

۱- کاهش التهاب و عفونت‌های احتمالی.

۲- کاهش متوسط قند خون.

۳- کاهش استرس.

۴- کاهش سموم و عواملی که بدن باعث اکسیداسیون می‌شوند.

کلسترول و LDL نیست که باعث بیماری عروقی و قلبی می‌شود. بلکه استرس و عوامل دیگری که باعث ایجاد بیماری عروقی می‌شوند، دقیقاً همان عواملی هستند که باعث افزایش کلسترول و LDL نیز می‌شوند.

برای اکثر افرادی که کلسترول LDL بالا دارند، چند دقیقه یوگا، یا چند نفس عمیق در طی روز، کمی تنها بودن و پیاده‌روی، گوش دادن به آهنگ ملایم در حین روز، داشتن یک سرگرمی هنری، یادگیری و تمرین یک ساز، روزانه چند دقیقه مطالعه کتاب، یا صرفاً عادت به برنامه‌ریزی کردن برای روز آینده، کمی خواب بیشتر و بهتر، بازی با یک حیوان خانگی، افزایش تفریحات و هر چیزی که فشار و استرس را کاهش دهد، می‌تواند چند برابر بیشتر از داروهای کاهنده کلسترول موثرتر باشد. آیا با خودتان وقت می‌گذرانید؟

۸- مشکلات هورمونی

کلسترول در هرجای بدن و در هر فعالیتی که تصورش را بکنید شرکت دارد، پس جای تعجب ندارد که هر تغییری در هرجای بدن، میزان تولید کلسترول را تغییر دهد. یادتان نرود، مغز و سیستم گوارش و هورمون‌ها به کلسترول نیاز دارند.

کلسترول در زنان در عادت ماهانه می‌تواند افزایش یابد. یائسگی باعث افزایش کلسترول می‌شود. استفاده از داروهای ضدبارداری باعث افزایش کلسترول می‌شود. در دوران حاملگی کلسترول بدن مادر بالا می‌رود تا در شکل‌گیری اعضای بدن بچه کمک کند. سندرم تخمدان که یک نشانه قاطع از مقاومت به انسولین است، باعث افزایش کلسترول LDL و کاهش HDL می‌شود.

فقط یادتان باشد وقتی از داروی کاهنده کلسترول استفاده می‌کنید، تمام جاهایی را که کلسترول درآن‌ها نقش دارد، تحت تأثیر منفی قرار می‌دهید. احتمال داردِ تغییرات موقت در هورمون‌هایتان باعث افزایش موقت LDL شده و این کاملاً طبیعی است.

اگر دکترتان از شما خواست تا داروی کاهش کلسترول استفاده کنید، به او بگویید که دوست دارید کلسترول‌تان بالا باشد تا وظیفه‌ی طبیعی‌اش را که ترمیم است، انجام دهد.

دکتر سنف می‌گوید: «بدنتان کلسترول را دور نمی‌ریزد، آن را مدام بازیافت می‌کند و می‌خواهد کلسترول را حفظ کند، چراکه کلسترول برای بدنتان بسیار باارزش‌تر از چیزی است که فکرش را می‌کنید.»

۹- رژیم پرچربی و کم‌کربوهیدرات

در دومین شماره گفتم که رژیمی پرکربوهیدرات باعث افزایش کلسترول می‌شود. اما در عده کمی از مردم، یک رژیم سالم و کم‌کربوهیدرات با اینکه باعث می‌شود تمام فاکتورهای ریسک بیماری قلبی، HDL و چربی‌خون، قندخون و مقاومت به انسولین و بقیه پارامترهای سلامت بهبود پیدا کنند و سایز حامل‌های LDL به نوع بی‌خطر تبدیل شود، اما کلسترول و LDL شان به طرز عجیب و غریبی بالا می‌رود. هنوز دلایل این اتفاق کاملاً ناشناخته است، هنوز نمی‌دانیم این اتفاق خوب است یا بد.

دکتر فرد پسکاتوره توضیح می‌دهد: «علم هنوز هیچ ایده‌ای ندارد، که چرا برخی ممکن است از دید افزایش تعداد حامل‌های LDL، به یک رژیم کم‌کربوهیدرات واکنش عجیب و غریبی نشان دهند. اما ازآنجایی‌که سلامت و بقیه پارامترها بهبود پیدا می‌کنند، فرض را بر این می‌گیریم که این هم یک اتفاق خوب برای این افراد است».

دکتر دیویس می‌گوید: «این اتفاق، با اینکه هنوز هیچ توجیه علمی برایش وجود ندارد، اما احتمالاً باید به دلیل وجود برخی ژن‌ها در این افراد باشد.»

احتمالاً این دسته کوچک افراد مرزی برای حداکثر میزان مصرف چربی اشباع‌شده دارند. در این افراد با اینکه تعداد LDL هایشان افزایش پیدا می‌کند، اما مقدار انسولین کاهش پیدا می‌کند و بقیه پارامترها بهبود پیدا می‌کند و این می‌تواند مانع از ریسک بالا بودن تعداد حامل‌های LDL شود.

دکتر دی‌آگستینو می‌گوید: «اگر قند و چربی خونتان تنظیم است، در یک رژیم پرچربی نیازی نمی‌بینم نگران بالا رفتن کلسترول باشید و رژیمتان را به یک رژیم عادی برگردانید. بالا بودن قند و چربی خون و التهابات CRP و کم بودن HDL از

هر نظر خطرناک‌تر از کلسترول بالا است.» شاید بالا رفتن کلسترول LDL در یک رژیم پرچربی برای این دسته افراد خوب نباشد، اما در انتخاب بین بد و بدتر، یک رژیم پرکربوهیدرات، بدتر تلقی می‌شود.

۱۰- سموم محیطی و مواد شیمیایی

کلسترول و LDL در افرادی که در معرض سموم شیمیایی هستند افزایش پیدا می‌کند. افرادی که در کارخانه‌ها و کارگاه‌های صنعتی کار می‌کنند و در معرض استنشاق و تماس با مواد شیمیایی هستند معمولاً کلسترول‌شان بالا می‌رود. یادمان نرود کلسترول LDL بخش مهمی از سیستم دفاعی بدن است. افرادی که در پالایشگاه‌ها و خطوط تولید محصولات شیمیایی مانند بنزن و مواد پلاستیکی کار می‌کنند و یا مهندسان شیمی که در آزمایشگاه‌ها با مواد شیمیایی در ارتباط هستند، سطح کلسترول بالاتری دارند و باید هم داشته باشند. کاهش کلسترول با دارو در این افراد برابر با کاهش طول عمرشان خواهد بود.

حالا وقتش است کمی تعجب کنیم ...

آیا یک رژیم پاک‌سازی بدن می‌تواند باعث افزایش کلسترول شود؟ در شماره یک توضیح دادم که گاهی یک رژیم سالم‌خوری و کاهش وزن می‌تواند باعث افزایش کلسترول و LDL شود. وقتی میزان سموم بدن زیاد شود، بدن مقداری از سموم محلول در چربی را به صورت موقت در سلول‌های چربی ذخیره می‌کند تا بعدها سر فرصت آنها را دفع کند. در یک رژیم پاک‌سازی یا در هنگام کاهش وزن مقدار زیادی سمومی که در جاهای مختلفی از بدن مانند کبد و داخل سلول‌های چربی ذخیره شده بودند آزاد می‌شوند و این می‌تواند باعث افزایش مقدار کلسترول و LDL شود. جالب است نه؟ به جز موارد استثنا، با مصرف داروی کاهنده کلسترول، سعی در درمان چیزی دارید که نه تنها نیازی به درمان آن نیست، بلکه وجودش لازم است.

۱۱- بهبود کلسترول HDL

کلسترول کل = کلسترول HDL (کلسترول خوب) + کلسترول LDL درشت (کلسترول بی‌خطر) + کلسترول LDL ریز (خطرناک) + ۲۰ درصد از تری‌گلیسیرید خون (کلسترول پرخطر)

فرض کنیم کلسترول فردی از آزمایش قبلی ۱۹۰ بوده است و بعد از یک رژیم پر از چربی‌های حیوانی و کم‌کربوهیدرات به ۲۱۰ رسیده است. این خوب است یا بد؟

همان‌طور که گفتیم دانستن مقدار کلسترول کل دقیقاً مانند دانستن مجموع گل‌های زده شده در یک بازی فوتبال، تقریباً بی‌ارزش است.

بدون شک با مصرف زیاد از چربی‌های حیوانی یا اشباع‌شده کلسترول HDL و کلسترول خوبتان افزایش پیدا خواهد کرد. درنتیجه کلسترول کل افزایش خواهد یافت. همچنین در این رژیم بیشتر حامل‌های LDL شما از نوع ریز و پرخطر به نوع درشت و بی‌خطر تبدیل خواهند شد. در یک رژیم پرچربی افزایش اندک کلسترول نه‌تنها بد نیست، بلکه عالی است.

شما می‌توانید به راحتی با مصرف زیاد کربوهیدرات‌ها و روغن گیاهی کلسترولتان را کاهش دهید. اما این به این دلیل است که کلسترول خوبتان کاهش پیدا کرده است. این نه تنها خوب نیست، بلکه مضر است.

۱۲- دلیل دوازدهم افزایش کلسترول

فقط دوازده دلیل برای افزایش و کاهش کلسترول نداریم، بی‌شمار دلیل برای افزایش کلسترول می‌توانیم داشته باشیم. حتی عواملی مانند، ورزش اجباری، ورزش پر فشار و طولانی. تعجب کردید؟ برای اکثر کسانی که برای مشاوره لاغری مراجعه می‌کنند ورزشی را توصیه نمی‌کنم. روزی دو ساعت پیاده روی سریع برای یک فرد دارای اضافه وزن می‌تواند کاملاً مضر باشد. در اصل هرگز توصیه نمی‌کنم اگر بدن فردی تمایل به تحرک و ورزش ندارد، با اراده و اجبار بخواهد ورزش کند. چرا که این امر بیش از اینکه سودمند باشد، مضر است.

یکی از مهم‌ترین دلایل افزایش کلسترول، می‌تواند مشکلات گوارشی باشد. یک

پایان افسانه کلسترول، چربی و نمک – فصل دوازدهم

رژیم کم‌خوری و گرسنگی می‌تواند باعث افزایش کلسترول LDL شود!! داروهای ضد افسردگی کلسترول را بالا می‌برند. مشکلات کبد و یا نارسایی کلیه می‌تواند باعث افزایش کلسترول LDL شود!! کبد چرب و مصرف الکل می‌تواند یک دلیل مهم افزایش LDL باشد!! مصرف دخانیات، سیگار و قلیان!!! ایدز و یا بیماری‌های عفونی!! اختلال در گیرنده‌های برداشت LDL، اختلال در LDL-receptors !!! شاید شوینده‌ها!! لوازم آرایشی!! محیط خواب!! آلودگی هوا و فلزات سنگین!!! آب آلوده!!! هر چیزی که به نوعی بخواهد سیستم بدن را تهدید کند!! باعث افزایش کلسترول و LDL خواهدشد. حتی دلایل زیاد دیگری که هنوز احتمالاً کشف نکرده‌ایم و علم پزشکی ایده‌ای در موردشان ندارد.

در هر صورت می‌خواهم بدانید که داستان بدن چقدر پیچیده‌تر از این است که فکر کنیم کلسترول و چربی بخوریم، کلسترول و چربی‌خون‌مان بالا می‌رود. تصمیم یک دکتر برای استفاده از داروی کاهنده کلسترول بدون در نظر گرفتن تمام موضوعاتی که در این فصل شرح دادیم، حماقت محض است.

از تجربه‌ی نوشتن کتاب قبلی، می‌دانم که بسیاری از شما بعد از این‌همه توضیحات، هنوز ممکن است از چربی و کلسترول بترسید، طبیعی است، اما خب ...

لاغرهای قد بلند هم باید وزن کم کنند

فرض کنید، کسی بگوید، وزنش ۹۰ کیلو است و فوراً پاسخ دهم: «خب پس باید وزن کم کنی». بدون آنکه به این دقت کنم، که زن است یا مرد، قدش چند است، استخوان‌بندی‌اش چطور است، آیا اکثر وزنش عضله است یا چربی. صرفاً از روی یک عدد وزن به فرد بگویم که باید وزن کم کند یا وزنش نرمال است. دقیقاً این اتفاق خنده‌دار، هر روز در مطب اکثر دکترها در رابطه با کلسترول می‌افتد. بدون توجه به بقیه شرایط فرد، بدون توجه به التهابات بدن فرد، بدون توجه به هورمون تیروئید یا کمبود موادمغذی یا نوع رژیم غذایی فرد، بدون توجه به جنسیت فرد، بدون توجه به HDL و تری‌گلیسیرید و اندازه حامل‌های کلسترول و بقیه عوامل، صرفاً اگر کسی کلسترول‌اش بالای ۲۰۰ باشد و کلسترول LDL بالای ۱۰۰، دکتر به او می‌گوید باید کلسترول‌اش را کم کند.

آزمایش خون‌تان را درست ارزیابی کنید

برای ارزیابی بسیار دقیق‌تر وضعیت سلامت‌تان می‌توانید آزمایش‌های دقیق‌تری انجام دهید و به فاکتورهای بیشتری دقت کنید. از آنجایی که مباحث مربوط به آزمایش‌های پیشرفته کمی علمی و سنگین است، در بخش ضمیمه به آنها خواهم پرداخت. اما در این فصل می‌خواهیم ببینیم از یک آزمایش خون معمولی چه نکات مفیدی می‌توان فهمید و در حالت ایده‌آل عددهای آزمایشتان باید چگونه باشند.

در یک آزمایش خون معمولی قندخون، کلسترول کل، کلسترول LDL، کلسترول HDL، کلسترول VLDL و تری‌گلیسیرید مشخص است.

در قدم اول شاید مهم‌ترین چیزی که باید دقت کنید این است که قندخونتان بالا نباشد، یعنی کمتر از ۱۰۰ یا درحالت ایده‌آل ۹۰ باشد. به نسبت بقیه فاکتورهای خونی، قند خون ملاک بهتری برای شناسایی مشکلات سلامتی است.

مهم‌تر از قندخون باید به HGA1C توجه کنید. A1C به ما متوسط قندخون در سه ماه اخیر را می‌گوید. دکتر کسیا بجورک توضیح می‌دهد :«در حالت ایده‌آل باید A1C شما حدود ۵٫۰ یا کمتر باشد.»

دکتر جفری گربر می‌گوید: «حتیِ از یک آزمایش خون کاملاً معمولی می‌توان نکات بسیار مهمی را فهمید و معمولاً نیازی به آزمایش‌های پیشرفته نیست» اما راز کار در نحوه تعبیر آن عددها نهفته شده. اگرِ به درستی تعبیر شوند بسیار با ارزش هستند و اگر به سبک سنتی تعبیر شوند کاملاً بی‌ارزش هستند.

کلسترول کل

همانطور که تا به اینجای کتاب سعی کردم توضیح دهم، این عدد چیز مفیدی به شما نخواهد گفت. این عدد مجموع کلسترول LDL و کلسترول VLDL و کلسترول HDL است. معمولاً دکترتان به شما خواهد گفت بهتر است این عدد کمتر از ۲۰۰ باشد. بین ۲۰۰ تا ۲۳۹، مرز خطرناک فرض می‌شودِ و بیش از ۲۴۰ خطرناک. هیچ حد پایینی برای کلسترول تعیین نمی‌کنند و معمولاً فرض بر این است که هر چه این عدد کمتر باشد، سلامتتان بهتر است.

اما با توجه به علم نوین، وقتی به مردم و اقوامی نگاه می‌کنیم که با سلامت کامل زندگی می‌کنند و بدون بیماری بر اثر کهولت از دنیا می‌روند و عاری از بیماری عروقی هستند می‌بینیم بهتر است کلسترول زنان کمتر از mg/dl ۲۵۰ باشد و کلسترول مردان کمتر از mg/dl ۲۲۰. حتی اگر کلسترول‌تان بیشتر از این باشد، نشان نمی‌دهد که کلسترول‌تان باید کاهش پیدا کند، بلکه صرفاً نشان می‌دهد باید بر اساس عواملی که در فصل قبل صحبت شد و باعث افزایش کلسترول می‌شدند به جنبه‌های دیگر سلامت‌تان بیشتر توجه کنید.

کلسترول‌تان هر چند که باشد، بی‌دلیل بالا نیست و نباید کاهش پیدا کند، باید دلایلی که باعث افزایش کلسترول شده‌اند را برطرف کرد. (مگر در حالت بیماری ژنتیکی). بهتر است کلسترول‌تان کم هم نباشد و برای مردان بالای ۱۶۰ و برای زنان بالای ۱۸۰ باشد.

دکتر مرکولا که مدیر پربازدیدترین مرجع آنلاین سلامت در دنیا است می‌گوید: «لازم نیست به کلسترول‌تان توجه کنید، مگر اینکه مقدارش بیش از ۳۰۰ باشد».

کلسترول LDL

LDL بخش مهمی در سیستم دفاعی بدن‌تان است و اگر کلسترول LDL خیلی کمی داشته باشید، در دفاع در برابر عفونت‌ها دچار مشکل خواهید شد.

معمولاً دکترها می‌گویند که باید کلسترول LDL کمتر از mg/dl ۱۰۰ باشد و اگر فرد در معرض بیماری عروقی است باید کمتر از mg/dl ۷۰ باشد. بین ۱۰۰ تا ۱۳۰ mg/dl قابل قبول در نظر گرفته می‌شود. و بیش از ۱۳۰ خطرناک فرض می‌شود.

نکته این است که چرا باید کلسترول LDL درحالت ایده‌آل کمتر از ۱۰۰ باشد، وقتی بیش از پنجاه درصد از حمله‌های قلبی در افرادی است که کلسترول LDL کمتر از ۱۰۰ دارند. لازم است که یادآوری کنم کلسترول LDL، صرفاً مقدار کلسترولی است که توسط حامل‌های LDL حمل می‌شوند و هیچ چیزی در مورد خود حامل‌های LDL به ما نمی‌گوید. همچنین این عدد اندازه‌گیری نمی‌شود، صرفاً تخمین‌زده می‌شود. این یعنی دانستن مقدار کلسترول LDL دقیقاً مانند دانستن کلسترول کل، ارزش زیادی ندارد و چیز بامعنایی را در مورد سلامت‌تان نشان نمی‌دهد. خلاصه این که لازم نیست نگران کلسترول LDL تان باشید.

کلسترول HDL

HDL ها کوچک‌ترین حامل‌های چربی در بدن هستند. حدود ۳۰ درصد از چربی در خون توسط این حامل‌ها حمل‌ونقل می‌شود. HDL ها می‌توانند LDL ها را از روی دیواره رگ‌ها پاکسازی کنند و آنها را به کبد حمل کنند. HDL ها دقیقاً سطح درونی رگ‌ها («اندوتیلیم») را پاکسازی می‌کنند. تخریب این دیواره باعث ایجاد پلاک‌های آترواسکلروز می‌شود که می‌تواند منجر به بیماری عروقی و حمله قلبی شود. اصولاً مردها کلسترول HDL کمتری به نسبت زنان دارند. کلسترول HDL بالا نشانه خوبی است.

در سال‌های گذشته تمرکز بسیار زیادی بر روی بد بودن LDL انجام شده که باعث شده اهمیت HDL تحت‌الشعاع قرار بگیرد. بر اساس باورهای قدیمی، کلسترول HDL کمتر از ۴۰ برای مردان و کمتر از ۵۰ برای زنان بد محسوب می‌شود. هم برای مردان و هم زنان در حالت ایده‌آل بهتر است HDL بیش از ۶۰ mg/dl باشد.

همان‌طور که گفتم ترکیب این عدد همراه با تری‌گلیسیرید می‌توانید بهترین ملاک برای تشخیص سلامت عروقی‌تان باشد. اما اگر واقعاً می‌خواهید از فواید HDL بالا بهره‌مند شوید، بهتر است که HDL تان بیش از ۷۰ باشد و عدد کلسترول HDL کمتر از ۵۰ نگران کننده است.

یکی از بهترین روش‌های افزایش کلسترول HDL، مصرف چربی‌های مفید، چربی‌های اشباع‌شده حیوانی و روغن نارگیل و کره و خامه یا اشباع‌نشده تک پیوندی مانند، روغن زیتون و آواکادو است. پرهیز از الکل، انجام ورزش قدرتی و روزه‌های بیش از ۱۶ ساعت می‌تواند به افزایش کلسترول HDL کمک کند.

کلسترول VLDL

وقتی شروع به مصرف یک رژیم پر از قند و کربوهیدرات می‌کنید، اول از همه VLDL تان بالا می‌رود و بعد از آن چربی خون افزایش پیدا می‌کند. این دو نشان می‌دهد که فرد در مصرف کربوهیدرات و قند زیاده‌روی کرده است. VLDL ها حامل‌های چربی هستند که حدود بیست درصد از بارشان را کلسترول تشکیل می‌دهد. کلسترول VLDL معمولاً یک پنجم تری‌گلیسیرید است.

معمولاً توصیه می‌شود که کلسترول VLDL باید بین ۲ تا ۳۰ باشد. اما واقعاً تفاوت بسیار زیادی از نظر سلامت بین کسی که دارای VLDL ۲ است و کسی که VLDL اش ۳۰ است وجود دارد. به صورت کلی هر چه این عدد کمتر باشد بهتر است، چیزی بین ۱۰ تا ۱۵ منطقی و نزدیک به ایده‌آل است.

نکته بسیار مهم این است که برای رسیدن به بازه مناسب از VLDL باید ابتدا «مقاومت به انسولین» و مشکل ترشح بیش‌ازحد انسولین را حل کنید و اگر نه

نخواهید توانست VLDL خود را در بازه مناسب نگه دارید. باید مصرف نان، پاستا، قند، برنج قهوه‌ای یا سفید و شیرین کننده‌ها و غلات را کاهش دهید.

تری‌گلیسیرید یا چربی خون

بالا بودن چربی خون دقیقاً مانند بالا بودن VLDL است و نشانه این است که بدنتان نمی‌تواند به حجم کربوهیدرات و قندی که مصرف می‌کنید واکنش مناسب نشان دهد. بالا بودن چربی خون یکی از اصلی‌ترین نشانه‌های ابتلا به بیماری «مقاومت به انسولین» است.

تری‌گلیسیرید بالا به شدت با مقدار HDL نسبت معکوس دارد، یعنی کارهایی که باعث افزایش HDL می‌شوند باعث کاهش چربی خون هم می‌شوند. هر چه مقدار چربی خون‌تان بیشتر باشد، ریسک ایجاد پلاک‌های آترواسکلروز در رگ‌هایتان بیشتر است.

معمولاً بر اساس استانداردهای قدیمی توصیه می‌شود که چربی خون بهتر است کمتر از ۱۵۰ باشد، بین ۲۰۰ تا ۵۰۰ چربی بالا محسوب می‌شود و بیش از ۵۰۰ بسیار بالا. اما این اعداد با آنچه در واقعیت برای‌سلامتتان لازم است، اختلاف زیادی دارند.

باید سعی کنید چربی خون‌تان کمتر از ۱۰۰ یا حتی ۷۰ باشد. در حالت ایده‌آل چربی خونتان باید چیزی حدود عدد HDL یا حتی کمتر از HDL باشد.

برای بهبود تمام جنبه‌های سلامت و حتی در اینجا برای کاهش چربی‌خون و تری‌گلیسیرید لازم است که مصرف کربوهیدرات‌ها را محدود کنید و مصرف چربی را افزایش دهید. یادتان نرود بخش عمده چربی خونتان چربی‌هایی است که بدنتان می‌سازد و بدن این چربی‌ها را از کربوهیدرات‌ها و مخصوصاً قند فروکتوز اضافی که وارد بدن کرده‌اید می‌سازد.

تری‌گلیسیریدها از این جهت بسیار مهم هستند چون می‌توانند تخمین خوبی از اندازه حامل‌های LDL خونتان باشند. هرچه تری‌گلیسیریدتان کمتر باشد، حامل‌های LDL تان بیشتر از نوع بزرگ و بی‌خطر خواهند بود.

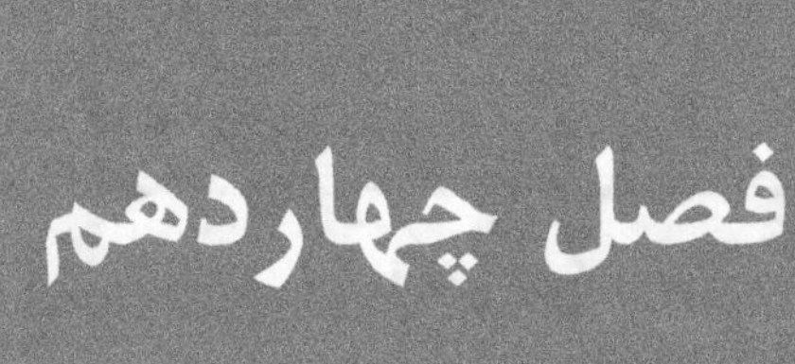

«نبوغ توانایی پرسیدن سوالات درست است و نه دانستن تمام جواب‌ها، مهم‌ترین چیزی که نوابغ دنبالش هستند سوالات درست‌تر است».

-- داوینچی

اگر کلسترولم بالاست چه کنم؟

این فصل از آن فصل‌هایی است که خودم خیلی دوست دارم. این فصل و فصل «افسانه گیاه‌خواری» را چند بار بخوانید و درباره‌اش خوب و عمیق فکر کنید، موضوع و ایده‌ای را می‌خواهم مطرح کنم که حتی متفاوت‌تر از تمام چیزهایی است که تا به حال در موردش صحبت کرده‌ام.

در فصل قبل در مورد بیش از دوازده نکته صحبت کردیم که ممکن است دلیل اصلی بالا رفتن کلسترولتان باشد. اگر کلسترولتان خیلی بالا باشد، باید ببینید مشکل اصلی کجاست و آن را درمان کنید. ولی قبل از اینکه بخواهید چیزی را درمان کنید، بهتر است اول بدانید آیا نیازی به درمان هست یا نه؟ آیا کلسترولتان واقعاً بالا است یا نه؟

دکتر دوایت لاندل نویسنده کتاب «درمان بیماری قلبی» چه زیبا گفته که: «یک نفر کشف کرد که می‌توان کلسترول را اندازه گرفت. این دلیل نمی‌شود، که حتماً باید آن را دست‌کاری کنیم».

۱۹۹ یا ۲۰۱؟

اگر کسی کلسترول ۲۰۱ داشته باشد، دکتر می‌گوید کلسترول‌ات بالا است و فوری داروی استاتن تجویز می‌کند، اما اگر کسی ۱۹۹ باشد سالم در نظر گرفته می‌شود. چه چیزی این مرز جادویی سلامت برای کلسترول را مشخص کرده؟

جواب: چند میلیارد دلار سود.

آلن سنایدرمن فوق تخصص قلب از بیمارستان مک‌گیل می‌گوید «تنها دلیل وجود عدد کلسترول و کلسترول LDL در آزمایش خون صرفاً حفظ گذشته است. این عدد هیچ اهمیت درمانی ندارد.»

تحقیقات فراوانی نشان‌داده‌اند که تعداد مرگ‌ومیرها در بین افرادی که کلسترول بالای ۲۰۰ دارند دقیقاً معادل مرگ‌ومیرهای ناشی از بیماری عروقی در افرادی است که کلسترول کمتر از ۲۰۰ دارند. پس چطور این مرز ۲۰۰ می‌تواند یک ملاک معناداری باشد؟ تا چند سال پیش مرز بالا بودن کلسترول ۲۳۰ بود، اما امروزه به ۲۰۰ کاهش یافته. چرا؟ قبل از جواب دادنش چند مثال را بررسی کنیم.

نود درصد مردم IQ کمی دارند

فرض کنید محققان در تحقیقات خود به این نتیجه می‌رسند که «۹۰ درصد مردم دنیا IQ کمی دارند». این تحقیق را به دید «واقعیت علمی» می‌نگرید یا باید به‌عنوان «زباله‌ای علمی» دسته‌بندی کنیم؟

این تحقیق در وهله اول چیزی که باید به ذهن ما بیاورد این است که شاید معیارمان مشکل دارد. شاید آن ۹۰ درصد مردم کاملاً طبیعی هستند و آن ده درصدی که سالم در نظر گرفته‌ایم غیرطبیعی یا فرا استاندارد هستند. هنگامی‌که آمار نشان می‌دهد ۶۵ درصد افراد بالای ۵۰ سال دارای کلسترول بالا هستند. اول باید برگردیم ببینم اصلاً ملاک انتخاب این مرزها چی بوده که اکثر مردم در آن استاندارد نمی‌گنجند. شاید در وهله اول ملاک سنجش ما مشکل دارد، یا شاید هم قصدی پشت انتخاب این عددها وجود دارد!

اگر در اکثر مردان بالا ۵۰ سال مبتلابه «کلسترول زیاد» نمی‌توانیم بدون تجویز

دارو کلسترول‌شان را کم کنیم. شاید اصلاً لازم نیست که کلسترول‌شان کم شود و کاملاً نرمال است و صرفاً ملاک‌های ما نادرست است.

در یک سال مشکل بی‌کاری جامعه را حل خواهم کرد

یادم نیست! که در چه کشوری بود که رئیس‌جمهورشان توانست در یک سال مشکل بی‌کاری جوانان را ریشه کن کند. قبل از اینکه او رئیس‌جمهور شود، در آن کشور چند صدهزار جوان بی‌کار وجود داشت، اما چند ماه بعد نرخ بیکاری جوانان به کمتر از ده‌هزار نفر رسید. چطور او توانست این شاهکار را انجام دهد؟ خیلی ساده، با کمی هوشمندی و کار آماری!!!

قبل از ظهور این رئیس‌جمهور اگر کسی کمتر از دو روز در هفته کار می‌کرد بی‌کار تلقی می‌شد. اما او با کمی کار آماری ملاک‌ها را تغییر داد و ملاک جدیدی برای بی‌کاری ارائه کرد. طبق این ملاک جدید هر کسی یک هفته‌ای یک ساعت هم کار کند شاغل حساب می‌شد. به‌این‌ترتیب مشکل بی‌کاری حل شد و کل جوانان شاغل به‌حساب آمدند و وقت آزاد شد تا به مشکلات جدی‌تری! در آن کشور پرداخته شود. تیترهای بزرگی هم در روزنامه‌ها و رسانه‌ها اعلام شد که مشکل بی‌کاری به یک دهم رسیده است.

گفتیم که تمام تحقیقات نشان داده‌اند که تعداد مرگ‌ومیر افرادی که کلسترول حدود ۲۴۰ دارند هیچ تفاوتی با افرادی که کلسترول ۲۰۰ یا ۱۸۰ دارند، ندارد. پس چرا مرز کلسترول که تا ۱۵ سال پیش ۲۳۰ بود امروزه به ۲۰۰ رسیده؟ شاید اولین دلیل این باشد که با این ملاک جدید افراد خیلی بیشتری مبتلابه این «بیماری ساختگی» تلقی خواهند شد و افراد بیشتری باید دارو مصرف کنند و افراد بیشتری باید تحت نظر باشند و افراد بیشتری، سود بیشتری تولید خواهند کرد.

دکتر بریفا می‌گوید: «دیوانگی ضد کلسترول تا جایی پیش رفته که برخی از دکترها و شرکت‌های داروسازی اعتقاد دارند تمام افراد باید از داروهای کاهش کلسترول استفاده کنند. حتی شرکت‌های داروسازی سعی دارند به دولت بقبولانند که این داروها را باید به‌عنوان یک مکمل مفید به آب آشامیدنی تمام مردم اضافه کرد.»

آیا تا به حال فکر کرده‌اید که این عددهایی که به عنوان مرزهای سلامت و ملاک سلامت تعیین می‌شوند از کجا می‌آیند؟

استاندارد پزشکی برای تناسب اندام

BMI یا شاخص توده بدن، استاندارد پزشکی برای تعیین تناسب‌اندام افراد است.

شاخص توده بدن = وزن (کیلو) تقسیم بر (قد (متر) *قد (متر))

به‌عنوان‌مثال یک فرد با ۹۵ کیلوگرم وزن و ۱۸۵ سانت قد دارای BMI ۲۷٫۷ خواهد بود و از نظر پزشکی چون شاخص توده بدنی اش بیش از ۲۵ است نیاز به کاهش وزن دارد.

این استانداردی است که در تمام کتاب‌های پزشکی و تغذیه‌ی دانشگاه وجود دارد و توسط سازمان‌های بزرگ سلامت دنیا مثل USDA و NIH به‌عنوان شاخص استاندارد برای تشخیص تناسب‌اندام به کار می‌رود.

«لازار آنجلو»، مرد شماره یک فیتنس طبیعی دنیا و صاحب زیباترین شکم شش تکه دنیا است. «لازار آنجلو» با وزن حدود ۱۰۰ کیلو عضله و قد ۱۸۵ دارای BMI حدود ۳۰ است و از نظر پزشکی چاق است و باید وزن کم کند!!! عددها و استانداردهای پزشکی به ما می‌گویند لازار آنجلو چاق است و باید وزن کم کند ولی چشم و عقل ما برعکسش را می‌گوید. کدام درست است؟

فصل اول از کتاب لازار آنجلو به نام «رازهای شکم شش تکه من» را می‌توانید به‌صورت رایگان در سایت «مدرسه فیتنس» مطالعه کنید.

پس سؤالی که مطرح می‌شود این است که این ملاک BMI (یا حتی بقیه ملاک‌های سلامت) از کجا می‌آیند؟

این ملاک‌ها بر اساس متوسط مردم جامعه تعیین می‌شود. افرادی که خیلی ورزشکار و عضلانی باشند یا برعکس افرادی که خیلی ساکن و غیر ورزیده باشند جز متوسط جامعه محسوب نمی‌شوند. سیستم این‌طوری است که، برای تعیین

پایان افسانه کلسترول، چربی و نمک - فصل چهاردهم

این ملاک‌ها مثلا ۱۰۰۰ نفر آدم سالم و متناسب را انتخاب می‌کنند و عددها را اندازه‌گیری می‌کنند و به ما می‌گویند به فرض متوسط این افراد سالم و متناسب دارای BMI بین ۲۲ تا ۱۸ هستند و این می‌شود یک ملاک و شاخص علمی و پزشکی.

من می‌توانم مشکل چاقی را یکبار برای همیشه ریشه‌کن کنم؟ چطور؟ با همان ترفندی که در سرفصل قبل یادگرفتیم. کافی است اعلام کنیم: «افرادی چاق هستند که BMI بیش از ۱۰۰ داشته باشند»، آن موقع دیگر حتی یک مورد آدم چاق در دنیا وجود نخواهد داشت. حتی می‌توانم برعکس ملاک سنجش را فردی مانند لازار آنجلو قرار دهم، در این صورت حدود ۹۹٫۹ درصد مردم دارای چربی اضافه خواهند بود. باور کنید یا نکنید، دنیای شما پر است از این بازی‌ها و شاخص‌ها و چارچوب‌هایی که برایتان تعیین می‌شود. بدون اینکه بدانید چرا باید در آن چهارچوب‌ها قرار بگیرید.

خیلی خیلی خیلی مهم است که درک کنیم این ملاک‌ها و شاخص‌های سلامت، خود بر اساس اعداد به‌دست‌آمده از افرادی تعیین می‌شوند، که این افراد را از قبلِ به عنوان سالم یا متناسب انتخابشان کرده‌اند. با چه ملاکی تعیین کرده‌اند که مثلا این ۱۰۰۰ نفر متناسب هستند؟ با دیدنشان ... علائم ظاهری را نگاه کرده‌اند و فهمیده‌اند که این افراد متناسب هستند.

«وزن مناسب قد و اندامم چند باید باشد؟»!!! هیچ سؤالی نیست که بیشتر از این روی اعصاب برود و باورنکردنی است که افراد زیادی سعی دارند تناسب اندامشان را بر اساس این اعداد و ملاک‌ها و شاخص‌ها تعیین کنند، در حالی که خود این ملاک‌ها با دیدن ظاهر افراد دیگر تعیین شده. دیوانگی است؛ دیوانگی به معنی واقعی کلمه.

این‌ها را گفتم تا به اینجا برسم. اصلاً آیا نیازی هست «عدد» وزن‌مان را بدانیم؟ نمی‌پرسم که آیا وزن مهم هست یا نه، دارم می‌پرسم آیا نیازی هست این عدد را بدانیم؟ آیا نیاز هست عدد سن یا عدد قد یا عدد وزن‌مان را بدانیم؟ اگر این عددها را ندانید مشکل خاصی پیش می‌آید؟ یا سوالی جدی‌تر، آیا لازم است عدد کلسترول‌مان یا مثلا سطح ترشح T3 بدنمان را بدانیم و نسبت به آنها حساس باشیم؟

به‌هرحال از هزاران سال پیش تا حدود ۴۰ -۵۰ سال قبل مردم هیچ‌کدام از

این عددها را اندازه‌گیری نمی‌کردند و طول عمر بیشتر و جسمی سالمتر هم داشتند. امروزه در پزشکی مدرن، سلامت به بازی اعداد تبدیل شده است، همه سعی می‌کنند اعدادشان را بهتر کنند. در برخی کشورها حتی بیمار به دکتر مراجعه نمی‌کند، صرفاً آزمایش‌اش را آنلاین برای دکتر می‌فرستد و دکتر برایش آنلاین دارو تجویز می‌کند. پزشک حتی بیماری که می‌خواهد درمانش کند را نمی‌بیند. اما در طب سنتی، درمانگر هرگز هیچ‌کاری با اعداد بدست آمده از بیمار نداشت، بلکه با خود بیمار کار داشت، بر اساس علائم بدن، حالات و وضعیت بیمار او را درمان می‌کرد. در پزشکی امروزی دانش تحلیل اعداد آزمایش بیمار به پزشکان یاد داده می‌شود، اما در طب سنتی، درمانگر دانش تحلیل خود بیمار را داشت. دقیقاً به همین دلیل گاهی برخی از درمان‌های طب سنتی از دید طب مدرن معجزه به‌حساب می‌آیند. امروزه مردم خودشان را زندانی چارچوب‌های ساخته شده از اعداد کرده‌اند. در آخر این فصل می‌خواهم درک کنید با اینکه اعداد کمک خوبی به حساب می‌آیند، اما علائمی که بدن به ما اعلام می‌کند بسیار با ارزش‌تر از اعداد هستند و واکنش درست به این علائم طبیعی بدن مهم‌ترین چیزی است که در مشاوره‌هایم یاد می‌دهم.

تعیین مرزهای سلامت

مرزهای سلامت بر اساس متوسط افرادی که با ملاک‌های دیگری قبلاً سالم تشخیص داده شده‌اند و یک سبک زندگی و تغذیه کاملاً معمولی و متوسط داشته‌اند، تعیین شده است. همان‌طور که BMI نمی‌توانست افراد خیلی ورزشکار یا خیلی غیر ورزیده را پوشش دهد. بقیه شاخص‌های پزشکی هم بر اساس متوسط مردم با یک زندگی متوسط و تغذیه متوسط تعیین می‌شود و افراد با سبک زندگی خیلی سالم و افراد با سبک زندگی خیلی ناسالم الزاماً در آن شاخص‌ها نمی‌گنجند.

آیا می‌دانید اکثر کسانی که عمرشان از ۱۰۰ سال می‌گذرد دارای عدد کلسترولی حدود ۲۲۰ هستند که توسط شاخص‌های پزشکی خطرناک فرض می‌شود.

آیا اگر کسی تغذیه‌اش را تغییر دهد و سبک زندگی‌اش با متوسط مردم فرق کند (چه بهتر، چه بدتر) آیا همچنان این شاخص‌ها و ملاک‌های پزشکی برایش صدق می‌کنند؟ آیا این شاخص‌ها برای کسی که می‌خواهد گوشت‌خوار باشد یا کسی که

می‌خواهد برعکس گیاه‌خوار باشد هم صدق می‌کنند یا فقط برای یک تغذیه معمولی (شامل کیک و پاستا و نوشابه صدق) می‌کنند؟

بخشی از جواب سؤال بالا را قبلاً بررسی کردیم. در یک رژیم کم‌کربوهیدرات احتمال دارد کلسترول بالا برود، ولی احتمال اکسیده‌شدن کلسترول در این نوع تغذیه بسیار کم است، بنابراین در کل ریسک بیماری عروقی کمتر می‌شود. همچنین مثال BMI را استفاده کردم تا یک تصویر ذهنی از بحث داشته باشید. در ادامه یک مثال پزشکی‌تر را بررسی کنیم.

ویتامین C

گفته شده که ویتامین C یک ویتامین حیاتی و لازم است که باید حداقل روزانه ۶۰ میلی‌گرم در بدن ما تأمین شود و اگرنه طبقِ ملاک‌های پزشکی دچار کمبود ویتامین C هستیم. اگر به مدت طولانی مثلاً یک ماه، کمبود ویتامین C داشته باشیم دچار بیماری اسکروی و خونریزی لثه می‌شویم. منبع اصلی ویتامین C چیزهایی مانند پرتقال، بروکلی، گوجه‌فرنگی و فلفل دلمه‌ای و غیره هستند.

اولین بار کمبود ویتامین C اینگونه کشف شد، که عده‌ای از دریانوردانی که برای مدت طولانی به دریا می‌رفتند دچار بیماری اسکروی می‌شدند. اما وقتی به آن‌ها موادغذایی حاوی ویتامین C داده می‌شد، بیماری‌شان برطرف می‌شد. پس این‌گونه پنداشته شد که بیماری اسکروی ناشی از کمبود ویتامین C است.

اما می‌دانیم افرادی که در قطب و آلاسکا زندگی می‌کنند یا قبایل گوشت‌خوار با اینکه هیچ‌کدام از موادغذایی غنی از ویتامین C را نمی‌خورند، دچار کمبود ویتامین C نمی‌شوند و هرگز دچار بیماری اسکروی یا بقیه‌ی بیماری‌های کمبود ویتامین C نمی‌شوند.

نکته مهمی که امروزه در مورد کمبود ویتامین C کشف شده این است که کربوهیدرات‌ها و یا اکسیدان‌های مختلف باعث می‌شوند بدن ما نتواند از ویتامین C به خوبی استفاده کند. در یک رژیم پرکربوهیدرات نیاز به مقدار بسیار بیشتری ویتامین C داریم. درواقع مصرف زیاد کربوهیدرات‌ها ما را دچار کمبود ویتامین C

می‌کنند. دریانوردان به این دلیل دچار کمبود ویتامین C و بیماری اسکروی می‌شدند که کربوهیدرات زیادی مصرف می‌کردند و برای «درمان» اسکروی نیاز به ویتامین C بود. اما قبایل گوشت‌خوار یا افرادی که در قطب زندگی می‌کنند به این دلیل که مصرف کربوهیدرات ندارند، نیازی هم به مصرف زیاد ویتامین C ندارند و همان مقدار کمی که در احشای جانداران یافت می‌شود برایشان کافی است. (این نکته در مورد مصرف کربوهیدرات‌ها و نیاز به ویتامین بی و کلسیم هم صدق می‌کند)

آنچه به‌عنوان مرز کمبود این ویتامین (یا بقیه ملاک‌ها) تعیین‌شده کاملاً بر اساس متوسط یک تغذیه معمولی پرکربوهیدرات است، نه یک «وحی علمی».

کاهش ترشح T3

با یک مثال دیگر، بحث را عمیق‌تر کنم. یادتان نرود این فصل را حتماً چند بار بخوانید. کاهش ترشح هورمون T3 (تیروئید) نشان‌دهنده بیماری کم‌کاری تیروئید است. ولی در رژیم کم‌کربوهیدرات، یا روزه گرفتن ترشح T3 کاهش پیدا می‌کند. آیا نشان می‌دهد ما با روزه گرفتن دچار بیماری کم‌کاری تیروئید می‌شویم؟ خیر.

مرزی که برای کمبود ترشح T3 مشخص شده است، صرفا مرزی است که براساس سبک زندگی و غذای معمولی مردم تعیین شده است. اگر سبک زندگی‌تان بهتر و سالم‌تر از معمول است یا بدتر و ناسالم‌تر از معمول است این عددها احتمالا برایتان معنی دیگری خواهند داشت.

بدن در زمان روزه یا رژیم کم‌کربوهیدرات سطح ترشحات T3 را به‌صورت طبیعی کاهش می‌دهد تا عضلات را حفظ کند و مانع عضله‌سوزی شود. تحقیقات نشان‌داده‌اند اگر ترشحات T3 به‌اندازه کافی کاهش پیدا کند، عمر انسان می‌تواند تا ۳۰ درصد بیشتر شود. آنچه در رژیم معمولی، کم‌کاری تیروئید تلقی می‌شود، در یک سبک زندگی کم‌کربوهیدرات کاملاً اثر مثبت تلقی می‌شود و باعث افزایش طول عمرتان می‌شود.

مهم است که درک کنیم ملاک‌هایی که در یک آزمایش وجود دارد بر اساس سبک زندگی و شرایط تغذیه متوسط جامعه تعیین شده‌اند و اگر سعی می‌کنید خیلی سالم‌تر از جامعه زندگی کنید، احتمالاً شاید این اعداد برایتان صدق نکند.

آیا کلسترولتان بالاست؟

برگردیم به کلسترول. فرض کنید کلسترول‌تان ۱۹۰ است و سعی می‌کنید سبک زندگی‌تان را بهتر کنید. یک تغذیه کم‌کربوهیدرات را در پیش می‌گیرید و درنتیجه وزنتان به تناسب می‌رسد حالتان بهتر می‌شود، احساس نشاط و سرزندگی دارید، انرژی‌تان افزایش پیدا کرده و خوابتان بهتر شده، حافظه و تمرکزتان بهبود یافته ولی کلسترول‌تان به ۲۱۰ رسیده. آیا مهم است که نگرانش باشیم و به سبک قبلی زندگی برگردیم؟ نه. سلامت بازی اعداد نیست.

به‌عنوان‌مثال گفتیم یکی از دلایل افزایش کلسترول می‌تواند کاهش ترشح T3 تیروئید باشد. از طرفی کاهش ترشح T3 نتیجه تلاش بدن برای حفظ عضلات است و باعث افزایش طول عمر می‌شود. پس لازم نیست نگران چیزی شویم.

در مورد کلسترول دستورالعمل‌هایی از طرف سازمان NIH معمولاً تدوین می‌شود، که از دکترها خواسته می‌شود از این دستورالعمل‌ها پیروی کنند. در آخرین دستورالعمل در مورد کلسترول که در سال ۲۰۰۲ تدوین شده، می‌خوانیم «کلسترول زیر ۲۰۰ ایده‌آل است». سؤال این است که آیا مقدار کلسترول ۲۰۱ بالا و بد است؟ یا صرفاً ایده‌آل نیست؟ اکثر کسانی که عمر طولانی می‌کنند کلسترول بین ۲۰۰ الی ۲۲۰ دارند.

«جیمی مور» در کتاب «شفاف‌سازی در مورد کلسترول» می‌نویسند: «ظاهراً دکترها به جای درمان ریشه‌ای بیماران، فقط سعی دارند به طور مصنوعی کاری کنند که عددهای آزمایش خون بیمار قابل‌قبول به نظر برسند. تعجبی هم ندارد که چرا بیماری عروقی همچنان قاتل شماره یک در دنیا است و انتظار می‌رود تا سال ۲۰۲۰ به یک بحران وحشتناک جهانی تبدیل شود.» باید حال بیمار را عوض کرد نه عددها را.

عددها را بیخیال، خودت چطوری؟

کاهش طبیعی کلسترول

برخی غذاها باعث کاهش کلسترول می‌شوند، مانند: سیر، شوید، سبزیجات سبز رنگ برگی، فلفل‌ها، گردو، بادام‌زمینی، کلم بروکلی، پیاز، گل‌کلم، کدو، بادمجان،

گوجه‌فرنگی، کرفس، لوبیا، زنجبیل، زیتون، حبوبات و گیاه‌هایی حاوی امگا۳، پتکین، بتاکاروتن. این موادغذایی باعث سالم شدن بدن می‌شوند، درنتیجه باعث می‌شوند مقدار التهابات بدن کاهش پیدا کند و درنتیجه بدن نیاز کمتری به کلسترول داشته باشد و به صورت طبیعی مقدار تولید کلسترولش را کاهش دهد.

اگر کلستروتان واقعاً خیلی بالا است، اول به فصل ۱۲ دلیل افزایش کلسترول سر بزنید و سعی کنید سبک زندگیتان را بهبود دهید. شاید لازم باشد سلامت روده‌تان را بررسی کنید. آیا دچار یبوست هستید؟

همچنین برای کاهش کلسترول استفاده از مکمل‌های کاهش کلسترول می‌تواند برایتان مفید باشد. مکمل‌هایی مانند امگا ۳ و روغن ماهی، مکمل منیزیم، مکمل CoQ10، مکمل رزوراترول، کرومیوم، ویتامین E، ویتامین C، ویتامین D، عصاره برگاموت. این مکمل‌ها خاصیت کاهش التهاب یا آنتی‌اکسیدان دارند. عصاره برگاموت و منیزیم قند خون و چربی‌خون را کاهش می‌دهند و باعث افزایش HDL می‌شوند. منیزیم فشار خون و آسیب‌های دیواره رگ را کاهش می‌دهد.

درنهایت می‌توانید از روزه‌های بیش از ۱۶ ساعت استفاده کنید که یکی از روش‌های قوی و اثبات شده برای کاهش سطح کلسترول LDL و قندخون است. قبل از اینکه بخواهید برای کم کردن LDL و کلسترول تلاش کنید، اول سعی کنید قندخون‌تان در بازه ایده‌آل قرار بگیرد.

مارک سیسن نویسنده «رژیم غارنشینی» می‌گوید: «چند تغییر بسیار کوچک در تغذیه و سبک زندگی، می‌تواند بسیار فراتر از هر دارویی روی سلامت و خطر ابتلا به بیماری عروقی تأثیر بگذارد. تاثیری که هرگز با هیچ دارویی قابل دستیابی نخواهد بود، و تنها عوارض بیشتر آن دارو برای بیمار به‌جای خواهد ماند.»

تقریبا در اکثر مواقع هرگز نیازی به درمان دارویی نخواهید داشت، در مورد داروهای کاهش کلسترول و استاتین‌ها در فصل بعدی صحبت خواهم کرد.

دکتر «دوایت لاندل» در مورد استفاده از داروهای کاهش کلسترول اینگونه توضیح می‌دهد: «درمان کلسترول به صورت مصنوعی با داروی کاهش کلسترول مثل این است که به فردی که پایش شکسته مسکن بزنیم و فکر کنیم چون دیگر درد ندارد پس لابد پایش خوب شده..»

«مشکل بیشتر محققان این است که به جای مغزشان، با امیدها و آرزوهایشان فکر می‌کنند».

—— ویل دورانت

استاتین‌ها و خوشبختی تقلبی

استاتین‌ها، داروهایی هستند که کلسترول خون را به مقدار زیادی کاهش می‌دهند. اولین بار در سال‌های ۱۹۹۰ شرکت «فایزر»، یک نوع داروی استاتین با نام تجاری لیپیتور را معرفی کرد. از آن به بعد استاتین پرفروش‌ترین و پرسودترین داروی کل تاریخ بوده است.

دکتر میلر توضیح می‌دهد: «بدون داروهای استاتین هیچ‌چیزی نمی‌تواند بیش از ۱۰ درصد کلسترول شما را کاهش دهد. اما با استاتین‌ها می‌توانید فوراً ۳۰ تا ۴۰ درصد کلسترول خون‌تان را کاهش دهید.» این کاهش کلسترول به‌هیچ‌وجه طبیعی نیست و برایتان مضر خواهد بود.

دکتر فرد کومرو در مورد داروهای کاهش کلسترول چنین توضیح می‌دهد: «داروهای استاتین در اصل با از بین بردن سلول‌های کبد که مسئول تولید کلسترول هستند، سعی می‌کنند کلسترول را به صورت مصنوعی کاهش دهند. اگر سلول‌های کبد شما به اندازه کافی از بین بروند، کلسترول‌تان کم می‌شود و شما خوشحال می‌شوید. اما این یک حقه بزرگ است».

دکتر راونسکاو در کتاب «آیا چربی و کلسترول مفید است؟» می‌گوید: «تا قبل از پیدایش داروهای استاتین، در چهل تحقیقی که روی کلسترول انجام شده بود، هیچ‌گونه ارتباطی بین سطح کلسترول و بیماری قلبی پیدا نشده بود. اما به‌محض اینکه شرکت‌های داروسازی کشف کردند که می‌توان دارویی برای کاهش کلسترول تولید کرد، یک بیماری ساختگی به نام «بالا بودن کلسترول» به لیست بیماری‌ها اضافه شد. چون میلیاردها دلار دلیل برای حمایت از این بیماری ساختگی بوجود آمده بود.»

تقلب برای خوشبختی

با مثالی مَلموس عملکرد استاتین‌ها را بررسی کنیم. فرض کنید چند محقق در یک تحقیق کاملاً استاندارد، به این نتیجه می‌رسند که: «افرادی که با درآمدهای بالاتر استخدام می‌شوند، نسبت به استخدامی‌های با درآمد کم، اکثراً در دوران دانشجویی نمره‌های بالاتری داشته‌اند». فرض کنید این ارتباط کاملاً از لحاظ اجتماعی و هر لحاظ دیگر درست باشد و نمره بالاتر نسبت مستقیم با درآمد کارمندان داشته باشد.

چند سال بعد چند محقق دیگر، برای کشف راه‌های افزایش نمره تحقیقاتی را سازمان‌دهی می‌کنند و در این تحقیقات مشخص می‌شود که هوش بالاتر، پشتکار، استفاده از کتاب‌های کمک‌درسی و تقلب کردن باعث افزایش نمره می‌شود. هم افراد تنبل وقتی تقلب می‌کنند نمره‌شان بهبود پیدا می‌کند و هم افراد زرنگ. پس این‌گونه نتیجه‌گیری می‌کنند که برای افزایش سطح خوشبختی جامعه، باید در مدارس از همان ابتدا راه‌های تقلب کردن را به بچه‌ها بیاموزیم.

یک جای کار می‌لنگد، نه؟ راه طبیعی و درست برای افزایش نمره، زمین تا آسمان با تقلب و بالا بردن مصنوعی نمره تفاوت دارد. این را هر کسی درک می‌کند. اما وقتی به کلسترول می‌رسیم بسیاری از دکترها هم درک نمی‌کنند. در دنیای علم به «هدف رسیدن به خوشبختی»، «هدف سخت» می‌گویند و به «هدف رسیدن به نمره بالاتر» ، «هدف میانی» یا «هدف نرم» گفته می‌شود.

می‌دانیم در افرادی که در بدنشان التهاب به‌وجود می‌آید کلسترول هم بالاتر می‌رود چون کلسترول برای رفع التهاب کاربرد دارد. از طرفی افرادی که التهاب

کمتر دارند، کلسترول کمتری نیاز دارند، بنابراین کلسترول این افراد بالاتر از نرمال نمی‌رود. پس افرادی که کلسترول نرمال دارند، میزان التهاب و ریسک بیماری عروقی کمتری دارند.

اما محققان وقتی می‌خواهند راهی برای کاهش سطح کلسترول پیدا کنند، دست به دامن دارویی می‌شوند که به صورت مصنوعی سطح کلسترول را کم کند. این کاهش مصنوعی کلسترول نه تنها مفید نیست و باعث کاهش التهاب و ریسک بیماری قلبی نخواهد شد، بلکه دقیقاً برعکس باعث می‌شود کلسترول که ماده‌ای حیاتی برای مقابله با التهاب است کم بیاید.

درد و التهاب در محل زخم چیز مفیدی است و صرفاً نتیجه‌ی ایجاد شدن زخم هستند. اما کاهش درد و التهاب بدون درمان زخم کاری نامعقول است. داروهای استاتین دقیقاً همین کار را می‌کنند. از داروهای کاهش کلسترول متنفر باشید.

دکتر مالکوم «کندریک» نویسنده کتاب «حقه‌ی کلسترول» توضیح می‌دهد: «مردم از داروی استاتین مصرف می‌کنند تا کلسترول خود را کم کنند و عدد کمتری را مشاهده کنند بدون توجه به اینکه آیا این کاهش کلسترول برایشان خوب است یا مضر. وقتی با دارو این عدد را به‌صورت مصنوعی کاهش می‌دهند خوشحال می‌شوند و خودشان را تشویق می‌کنند. خیلی وقت‌ها در این موارد بحثی نمی‌کنم، چون فکر می‌کنم مردم خودشان به‌عمد تصمیم می‌گیرند که احمق باشند».

همان‌طور که در فصل‌های قبل توضیح دادم، کاهش یا افزایش کلسترول هر دو می‌توانند یا نشانه‌ی خوبی باشند یا نشانه بد، و این کاملاً بستگی به این دارد که کاهش یا افزایش به چه علت و با چه روشی صورت گیرد.

مغلطه‌ی آسپرین

دکتر دونالد مِیر می‌گوید: «تمام تحقیقاتی که نشان می‌دهد کاهش کلسترول مثبت است، تحقیقاتی بوده‌اند که با دارو انجام شده‌اند. تمام تحقیقات کاهش کلسترول با رژیم غذایی همیشه نتیجه عکس داشته‌اند. این نشان می‌دهد عوامل دیگری غیر از کاهش کلسترول، باعث شده برخی تحقیقات دارویی نتایج مثبتی را

ایجاد کنند. اما شرکت‌های دارویی دوست دارند به هر نحوی این افسانه کلسترول را زنده نگه دارند».

می‌دانیم که آسپرین دارویی است که اساساً برای درمان سردرد تولید می‌شود. اما آسپرین یکی از داروهای مؤثر در کاهش ریسک مرگ‌ومیر حملات قلبی است. اگر دچار درد در ناحیه قلب شدید توصیه می‌شود که فوراً یک آسپرین استفاده کنید و به بیمارستان مراجعه کنید. بسیاری از بیماران قلبی‌-عروقی هر روز آسپرین استفاده می‌کنند. از طرف دیگر آسپرین یکی از مؤثرترین داروهایی است که ورزشکاران برای کاهش چربی‌های خود استفاده می‌کنند. ترکیب کافئین، آسپرین، افدرین معروف‌ترین و قوی‌ترین چربی‌سوز تاریخ بوده و هست.

اما هرگز نمی‌توان این‌گونه استدلال کرد که آسپرین «به این دلیل که» «یک مسکن برای سردرد» است، پس با از بین بردن سردرد باعث چربی‌سوزی یا جلوگیری از بیماری قلبی می‌شود. مکانیزم‌های تأثیرگذاری آسپرین بر سردرد کاملاً با مکانیزم اثرش روی چربی‌سوزی و جلوگیری از سکته متفاوت است.

داروهای استاتین برای کاهش کلسترول ساخته شده‌اند. اما استاتین‌ها خواص ضدعفونی و ضدالتهابی و خواص مختلف دیگری نیز دارند. این خواص ضدالتهابی باعث می‌شوند استاتین‌ها در برخی افراد، نتایج مثبتی از دید ریسک بیماری قلبی تولید کنند. اما هرگز نمی‌توان گفت این داروها چون کلسترول را کاهش می‌دهند باعث کاهش ریسک بیماری قلبی در برخی افراد می‌شوند. در اصل کاهش کلسترول حتی اثر منفی بر بیماری قلبی هم دارد. اگر این داروها خواص ضدالتهاب و ضدعفونی خودشان را داشتند و خواص کاهش کلسترول را نداشتند، بسیار مؤثرتر بودند.

دکتر انریکه گوفرین‌کِل، در تحقیق خود بر روی ۳۰۰ بیمار قلبی با تجویز واکسن آنفلوانزا، توانست تعداد مرگ‌ومیر ناشی از بیماری قلبی را به یک‌سوم کاهش دهد، گرچه نتایج کاملاً درخشان نبودند اما در قیاس با استاتین‌ها بهتر جواب داده بود.

عوارض استاتین‌ها

دکتر «فیلیپ بلیر» می‌گوید: «استاتین‌ها عوارض جانبی بسیار زیادی دارند.

پایان افسانه کلسترول، چربی و نمک – فصل پانزدهم

تحقیقات نشان می‌دهند که استاتین‌ها اثرات منفی روی مسیرهای متابولیک بدن دارند، اما چون این اثرات به مرور زمان خودشان را کم‌کم نشان می‌دهند، مردم و دکترها این اثرات را به‌حساب استاتین‌ها نمی‌گذارند.»

در تحقیقی که بر روی صدهزار مصرف‌کننده استاتین انجام شد و در AIM به چاپ رسید، نشان داده شد که ۱۷ درصد از افراد عوارض قابل‌توجهی را از داروی استاتین تجربه کرده بودند و دو سوم این تعداد مصرف داروهای استاتین را خودسر متوقف کرده بودند. از آنجایی که استاتین‌ها می‌توانند در میتوکندری سلول‌ها خودشان را جای دهند، افراد حتی پس از متوقف کردن مصرف داروهای کاهش کلسترول دچار عوارض طولانی مدت آن می‌شوند.

دکتر استفان سینف می‌گوید: «میلیون‌ها نفر آدم در سراسر دنیا سلامت خود را با مصرف داروهای استاتین که برای کمک به آنها ساخته شده به خطر می‌اندازند، و این وحشتناک است» یک کشتار جمعی با یک مرگ آرام.

دکتر «ماریا انگ» از کهنه‌کارترین و شناخته شده‌ترین محققان در حوزه چربی و نویسنده کتاب «چربی‌ها را بشناسید» است. دکتر «انگ» می‌گوید: «استاتین‌ها، نظریه‌ی «ضد کلسترول»، نظریه‌ی «پرهیز از چربی حیوانی»، همگی فقط دروغ‌های پولساز هستند، همین.»

دکتر «مارک دیویس» در کتاب «چهره‌ی تاریک استاتین‌ها» در سال ۲۰۱۴، نتایج تمام تحقیقاتش در مورد داروهای استاتین را منتشر کرد. او استاتین‌ها و داروهای کاهنده کلسترول را داروهایی با عوارض جانبی بسیار مخرب برای درمان یک بیماری ساختگی قلمداد می‌کند.

از هر صد نفری که سابقه حمله قلبی داشته باشند و به صورت پیوسته داروی استاتین مصرف کنند، «شاید و فقط شاید» یک نفر بیشتر از حمله قلبی نجات پیدا کند، که برای آن فرد خوب است. اما برای آن ۹۹ نفر دیگری که بدون هیچ فایده‌ای این دارو را مصرف کرده‌اند چه به ارمغان می‌آید؟ ۹۹ نفر هزینه می‌کنند و تن به عوارض خطرناک داروهای استاتین می‌دهند تا شاید یک نفر ریسک حمله قلبی‌اش کم شود. در صورتی که با تغییرات بسیار ساده در تغذیه می‌توان به کلی هم ریسک بیماری قلبی را از بین برد و هم دچار عوارض دیگر نشد.

پایان افسانه کلسترول، چربی و نمک - فصل پانزدهم

یکی از بهترین کتاب‌های دنیا درزمینه‌ی چربی و کلسترول، که به زبان فارسی هم ترجمه شده و توصیه می‌کنم مطالعه کنید کتاب «آیا چربی و کلسترول برایتان مفید است؟» است. دکتر «یوفه راونسکو» در چند فصل شرح مفصلی در مورد بررسی داروهای استاتین ارائه کرده، اگر دکترتان برایتان داروی استاتین تجویز کرده، حتماً قبلش این کتاب را بخوانید. (البته این کتاب نوشته سال ۲۰۰۹ است و تئوری‌ای که در فصل انتهایی آن کتاب نوشته شده، امروز در سال ۲۰۱۶ پذیرفته شده نیست.)

تبلیغات دارو!!!

در کشور آمریکا هر روز در تلویزیون داروهای زیادی تبلیغ می‌شوند. داروهای استاتین همیشه در بین داروهایی بوده‌اند که تبلیغات بسیار زیادی برایشان شده است. اگر دارویی واقعاً لازم است، باید تجویز شود، اگر لازم نیست نباید تجویز شود، تلاش برای افزایش تجویز این داروها نشان می‌دهد کاسه‌ای زیر نیم‌کاسه است. در نهایت هرچیزی که زیاد تبلیغ شود، در ناخودآگاه به صورت یک حقیقت پذیرفته می‌شود. یادتان باشد، بدن شما دچار کمبود دارو نیست، بدنتان به تغذیه درست نیاز دارد و غذاهای واقعی و سالم کم دارد.

در تبلیغات تلویزیونی داروی استاتین لیپیتور، تبلیغ شده که داروی ما باعث کاهش ۳۳ درصد کلسترول می‌شود. اما در توضیحات بسیار کوچک که در زیر تبلیغ وجود دارد نوشته شده «٭ هرچند تحقیقات نشان نداده‌اند که کاهش کلسترول باعث کاهش مرگ‌و میر ناشی از بیماری می‌شود».

وقتی حتی خود شرکت تولیدکننده در تبلیغات خودش اذعان دارد که مصرف استاتین، باعث کاهش شدید کلسترول می‌شود، اما تاثیری در مرگ‌ومیر ندارد، چه دلیل دارد چنین داروی قوی و پرعارضه‌ای تبلیغ شود!!!؟

دکتر «رابرت لاستیگ» نویسنده کتاب «شانسی دوباره برای چربی‌ها» می‌گوید: «من یک محقق‌ام و کار من تحقیق و اطلاع‌رسانی حقایق به مردم است، برخی از مردم حقایق را درک می‌کنند، اما بسیاری از مردم درک نمی‌کنند و خودشان را یک طعمه‌ی راحت برای بازاریابان شرکت‌های داروسازی و تولید موادغذایی می‌کنند.»

دکتر ویلیام دیویس می‌گوید: «در آمریکا، تمام افراد، حتی دکتری که به شما داروی استاتین تجویز می‌کند از این کار سود می‌برد، شرکت‌های دارویی تولیدکننده

استاتین، با درآمد سرسام‌آور خودشان، همواره با هدایای نقدی و غیر نقدی دکترهایی که بیشتر به تجویز استاتین می‌پردازند را تشویق می‌کنند.»

نادیده گرفتن عوارض توسط دکترها

اصولاً داروهای استاتین را افرادی مصرف می‌کنند که دوران میان‌سالی را گذرانده‌اند. به مرور با مصرف داروی استاتین عوارضی در فرد بیمار مشاهده می‌شود. وقتی بیماری در مورد این دردهای عضلانی، کاهش میل جنسی، کم‌شدن حافظه و یا عوارض دیگر ناشی از مصرف استاتین، با دکترش صحبت می‌کند، اغلب دکترها این عوارض را نادیده می‌گیرند و در اکثر مواقع پاسخشان این است که: «این عوارض با بالا رفتن سن کاملاً طبیعی است.» اما این عوارض زودرس به خاطر مصرف استاتین است. فقط به این دلیل که عوارض مصرف استاتین‌ها ماه‌ها و شاید چند سال بعد از شروع مصرف استاتین ایجاد می‌شوند، دکترها آن را نادیده می‌گیرند و بیمار نیز با توجیه دکترش قانع می‌شود.

دکتر مالکوم کندریک می‌گوید: «برخی فکر می‌کنند اگر امروز داروی پر عارضه‌ای را مصرف کنند، همین فردا نتیجه‌اش را خواهند دید. اما افرادی که سیگار می‌کشند عوارض را پس از ۳۰ سال می‌بینند، اما این نشان نمی‌دهد چون سیگار عوارض کوتاه مدت ندارد، پس مضر نیست. من بسیاری از مراجعانم را دیده‌ام که با مصرف استاتین‌ها سلامتشان را در حد مرگ به خطر انداخته‌اند و برایم سؤال است، در بین بقیه مردم چند نفر از این دارو صدمه می‌بینند یا کشته می‌شوند.»

از طرفی چون عوارض این داروها حتی تا مدت‌ها پس از قطع مصرف دارو هم در بدن فرد باقی می‌مانند، با قطع کوتاه مدت مصرف دارو این عوارض از بین نمی‌روند، بنابراین بسیاری از پزشکان و مردم فکر می‌کنند عوارض یاد شده ارتباطی با مصرف داروهای کاهش کلسترول نداشته است.

دکتر گربر می‌گوید: «استاتین‌ها شاید فقط به درد افرادی بخورند که عمداً نمی‌خواهند هیچ تغییری در رژیم و سبک زندگی‌شان ایجاد کنند، بیمار عروقی

هستند و سیگار می‌کشند و غذای بد می‌خورند و به‌عمد دوست دارند خودشان را بیمار کنند.»

جیمی مور در کتاب «شفاف‌سازی در مورد کلسترول» می‌نویسد: «وقتی ده‌ها میلیون نفر به خاطر یک بیماری ساختگی غیر واقعی داروی استاتین مصرف می‌کنند این سؤال پیش می‌آید که، آیا دکترها این چیزها را می‌دانند و همچنان به جای نشان دادن راه درست، صرفاً به تجویز دارو می‌پردازند؟ در این صورت باید به نیت مادی یا معنوی این دکترها شک کرد. اگر هم واقعاً نادانسته به این‌کار می‌پردازند، آن هم در سال ۲۰۱۶، و در طی این ۲۰ سال اطلاعات خودشان را در مورد چربی و کلسترول به روز نکرده‌اند. باز باید در توانایی و شایستگی آن‌ها شک کرد.»

دکتر گراولین در کتاب «لیپیتور (استاتین)، دزد حافظه شما» می‌نویسد: «اثر مثبت کلسترول بر حافظه همواره مشخص و اثبات شده بوده است. برای اینکه هر سیناپس مغز بتواند به درستی عمل‌کند نیاز به کلسترول داریم. اگر کلسترول‌تان کم شود، حافظه‌تان کم می‌شود. این را هزاران نفری که داروی کاهش کلسترول استفاده کرده‌اند به شما خواهند گفت.»

دکتر گراولین، از معروف‌ترین دکترهایی است که مردم را از عوارض داروهای ضد کلسترول آگاه می‌کند. او قبل از اینکه تحقیقات بسیار گسترده‌ای را بر روی استاتین‌ها آغاز کند، صرفاً به رسم رایج شروع به مصرف داروی استاتین برای کاهش کلسترول‌اش کرده بود. او پس از اینکه عوارض آن دارو را روی بدن خود دید، شروع به تحقیق کرد و عمر حرفه‌ای‌اش را وقف تحقیق روی استاتین‌ها کرد. او چهار کتاب عالی در این زمینه نوشته است. کتاب‌های «لیپیوتور: دزد حافظه شما» «پشت صحنه‌ی سیاه استاتین‌ها»، «عوارض استاتین‌ها» و «بحران استاتین‌ها» نوشته‌ی دکتر گراولین شما را با دنیای پر از عوارض استاتین‌ها آشنا می‌کند.

در این فصل زیاد به جزئیات و تحقیقات مربوط به استاتین‌ها نمی‌پردازم اما برای اطلاعات بیشتر و کاملاً دقیق و علمی می‌توانید به این چهار کتاب عالی دکتر گراولین مراجعه کنید. استاتین‌ها جز پولسازترین داروهای دنیا هستند که برای درمان یک بیماری ساختگی تولید می‌شوند. در ادامه فقط و فقط به برخی از اصلی‌ترین و رایج‌ترین عوارض داروهای استاتین می‌پردازم.

عوارض داروهای کاهش کلسترول از زبان پزشکان

دکتر کریس «مسترجان» می‌گوید: «تحقیقاتی وجود دارند که نشان می‌دهند مصرف داروهای کاهش کلسترول، می‌تواند باعث ایجاد سرطان و ناباروری شود و قدرت مغز را کاهش دهد.»

در یک تحقیق ده ساله بر روی ۵۲۰۰۰ نفر در نروژ که در سال ۲۰۱۱ به چاپ رسید، نشان داده شد، زنانی که کلسترول بالای ۲۷۰ mg/dl داشتند ۳۰ درصد احتمال مرگشان بر اثر بیماری قلبی کمتر از زنانی بود که کلسترول متوسط و کم (کمتر از ۱۹۳ mg/dl) داشتند.

دکتر «ایدس» نویسنده کتاب «قدرت پروتئین» می‌گوید: «حتی اگر تحقیقاتی وجود دارند که نشان می‌دهند مصرف داروی کاهش کلسترول شاید اندک تاثیری روی مردان کمتر از ۵۰ سال داشته باشد، مصرف این داروها برای زنان مطلقاً بی‌معنی است و هرگز هیچ تحقیق وجود ندارد که نشان دهد کاهش کلسترول به زنان کوچکترین کمکی می‌کند. مصرف استاتین‌ها در زنان عمر را کوتاه‌تر می‌کند.»

در یک آزمایش بسیار استاندارد و معتبر که در سال ۲۰۱۰ در ژورنال AIM منتشر شد، مشخص شد در زنانی که داروی کاهش کلسترول استفاده می‌کنند احتمال مرگ زود هنگام ناشی از بیماری بیشتر است.

در آزمایش دیگری که در سال ۲۰۱۲ بر روی زنانی که داروی استاتین مصرف می‌کردند انجام گرفت و در AIM منتشر شد، نشان داد که زنان بدون اینکه فایده‌ای از مصرف داروهای کاهش کلسترول نصیبشان شود، فقط باید عوارض آن را متحمل شوند.

دکتر بلایر می‌گوید: «درک کنید که هدف اصلی «درمان کردن کلسترول» نیست، هدف درمان ریسک بیماری عروقی است، این کار را با تغییر سبک زندگی باید انجام داد نه با کاهش کلسترول. من هرگز برای درمان بیمارانم از داروی کاهش کلسترول استفاده نمی‌کنم و سعی می‌کنم دلیل اصلی بیماری را درک کنم.»

در تحقیقی که دو سال پیش در مجله Metabolic Syndrome and Related Disorders چاپ شد نشان داده شد که داروهای استاتین با تخلیه بدن از یک ماده

حیاتی به نام CoQ10 باعث ایجاد مقاومت به انسولین و دیابت می‌شوند. مقاومت به انسولین یکی از عوامل اصلی افزایش ریسک بیماری قلبی است. داروهای کاهنده کلسترول تولید شده‌اند تا از ریسک بیماری عروقی جلوگیری کنند اما نه تنها کمکی نمی‌کنند، بلکه به طور غیر مستقیم باعث افزایش ریسک بیماری عروقی می‌شوند.»

دکتر شناهان می‌گوید: «تنها جایی که تحقیقات نشان داده‌اند داروهای استاتین می‌توانند مفید باشند، در افراد سیگاری است که سابقه حمله قلبی داشته‌اند و نمی‌خواهند سیگار را ترک کنند و عادات غذایی‌شان را بهبود دهند.»

در سال ۲۰۰۷ دکتر گلمب تحقیق بزرگی بر روی بیش از ۴۰۰۰ استفاده کننده از داروهای استاتین انجام داد. برخی از عوارض شایع در استفاده کننده‌های داروی استاتین به شرح زیر است: «درد عضلانی، کاهش حافظه و ناتوانی در حفظ کردن چیزها، سوزن سوزن شدن در دست و پاها، تغییر در رفتار و شخصیت، کابوس‌های شبانه، مشکلات معده، مشکلات کبدی، سنگین شدن نفس و مشکل در نفس کشیدن، عرق‌های سرد، افزایش وزن، خشکی پوست، جوش، افزایش فشار خون، همچنین اثر منفی در دفع پروتئین و کارایی کلیه‌ها و اثر منفی بر روی کارایی قلب.»

دکتر رونالد کراوس می‌گوید: «داروی کاهش کلسترول، فقط برای افرادی که سابقه حمله قلبی داشته‌اند شاید مفید باشد، بقیه باید سبک زندگی را تغییر دهند.»

دکتر گراولین ادامه می‌دهد: «مشکل کلسترول نیست، کلسترول یکی از مواد حیاتی بدن انسان‌ها است، مسئله کاهش ورود مواد التهاب‌زا در بدن است.»

خلاصه: اگر کلسترولتان هر چقدر هم بالاست، اما بیماری قلبی ندارید و حمله‌ی قلبی‌ای را تجربه نکرده‌اید نیازی به مصرف داروی کاهنده کلسترول ندارید، در واقع بیش از اینکه برایتان سودی به همراه داشته باشد، برایتان مضر است. حتی وقتی می‌خواهید استاتین مصرف کنید، اول عادت‌های تغذیه‌ای را اصلاح کنید. در این صورت چندین و چند برابر بیشتر سود خواهید برد. وقتی هم می‌خواهید رژیم سالم‌خوری در پیش بگیرید، یادتان باشد که رژیم سالم‌خوری خوردن یک رژیم کم‌چرب و پرهیز از کلسترول و چربی‌اشباع‌شده حیوانی نیست، بلکه کاملاً برعکس.

فصل شانزدهم

افسانه گیاه‌خواری

معمولاً تا حرف از سالم‌خوری می‌شود، فوراً یک رژیم کم‌چربی یا گیاه‌خواری در ذهن مردم نقش می‌بندد. اگر شما از این دسته افراد هستید، یک لحظه می‌خواهم خواندن کتاب را کنار بگذارید و دقیقاً فکر کنید که واقعاً چرا باور دارید یک رژیم کم‌چربی یا گیاه‌خواری مفید است؟

کل فلسفه این نوع رژیم‌های گیاه‌خواری و کم‌چربی بر این فرض اشتباه بنا شده که، اولاً خوردن مواد غذایی حیوانی و چربی‌های اشباع‌شده و کلسترول باعث بیماری عروقی می‌شود دوماً چربی‌ها کالری زیادی دارند و باعث چاقی و بیماری می‌شوند. اگر این فرض‌ها غلط باشند آیا می‌توان گیاه‌خواری را هم جزو یکی از افسانه‌ها طبقه‌بندی کرد؟

بگذریم از اینکه بسیاری از مردم چیزهایی مانند نان و پاستا و آب‌پرتقال را جزء رژیم مثلاً سالم‌خوری و گیاه‌خواری خود جا می‌دهند که کمتر از فاجعه نیست. سردمداران کالری‌شماری و مروجان چربی‌هراسی، باور «ضد چربی و چربی حیوانی» را به‌قدری عمیق در ناخودآگاه مردم جا کرده‌اند که مردم حاضرند، پاستا بخورند ولی از خوراک زبان با سس قارچ و خامه پرهیز کنند. پرک‌شیرین‌شده ذرت می‌خورند ولی کله‌پاچه را ناسالم می‌دانند.

افسانه گیاه‌خواری

دکتر پاول یامینت توضیح می‌دهد : «در رژیم کم‌چربی، با اینکه کلسترول LDL تان شاید ایده‌آل به نظر برسد، اما به احتمال زیاد حامل‌های LDL تان از نوع حامل‌های ریز هستند که بسیار خطرناک‌تر است. معمولاً در این رژیم‌ها افراد HDL کمی دارند که ناشی از مصرف کم چربی‌های اشباع شده است.»

در یک رژیم گیاه‌خواری بدن مجبور می‌شود: ۱- مقدار چربی‌خون و تری‌گلیسیرید را افزایش دهد. ۲- مقدار HDL را کاهش دهد. ۳- حامل‌های LDL تان به نوع ریز و خطرناک تبدیل می‌شوند. از هر سه جهت این نوع رژیم‌ها امتیاز منفی می‌گیرند.

معروف‌ترین رژیم گیاه‌خواری

معروف‌ترین رژیم گیاه‌خواری دنیا رژیم دکتر اورنیش است. دکتر اورنیش در تحقیقات خود سبک زندگی‌ای را معرفی کرد که می‌تواند باعث کاهش ریسک بیماری عروقی شود. در این سبک زندگی افراد تحت نظر باید، از یک رژیم گیاه‌خواری با درصد چربی بسیار کم پیروی می‌کردند، همچنین باید مصرف دخانیات را ترک می‌کردند، ورزش می‌کردند، در کلاس‌ها و تمرینات رفع استرس روزانه شرکت می‌کردند و برخی تغییرات دیگر. نتایج این تحقیق نشان‌داد که این سبک زندگی می‌تواند باعث شود، بیماری عروقی بهبود پیدا کند. از آن زمان این رژیم در بوق و کرنا شد و حمایت‌های فراوانی از آن انجام شد.

نکته اول: این تحقیق بر روی فقط جامعه کوچک سی نفره از افراد امتحان شده، و در یک جامعه کوچک ممکن است آمار نتایج ناپایدار و اشتباهی را نشان دهند.

نکته دوم: روشی که دکتر اورنیش برای اندازه‌گیری ریسک بیماری عروقی استفاده کرد، یک روش قدیمی و بسیار نادقیق است.

نکته سوم: تحقیق خیار، الکل و کبد چرب را یادتان هست؟ ترکیب این رژیم با ورزش، ترک دخانیات، برنامه‌های کاهش استرس و مراقبت‌های روانشناسی بوده است. می‌دانیم این عوامل تأثیر مثبت قابل‌توجهی بر ریسک بیماری عروقی دارند، و ممکن است تمام نتایج مثبت ایجاد شده در این تحقیق صرفاً به این عوامل ارتباط داشته باشد و نه به گیاه‌خواری.

نکته چهارم: نتایج مثبت حاصل بسیار ناچیز بودند و بسیاری از افراد تحت نظر

پایان افسانه کلسترول، چربی و نمک – فصل شانزدهم

آزمایش دچار مشکلات عروقی و قلبی شدند همان‌طور که دکتر دیویس خاطر نشان می‌کند: «در طی دوران آزمایش ۲۸ نفر از ۳۰ نفر تحت نظر، دچار مشکلات قلبی-عروقی و دیگر مشکلات پزشکی شده بودند»

نکته پنجم: این آزمایش صرفاً ارتباط آماری را نشان می‌دهد و به‌هیچ‌وجه رابطه علت و معلولی را اثبات نمی‌کند و نمی‌توان گفت که اگر این آزمایش دوباره تکرار شود، نتایج متفاوت و حتی عکسی ایجاد نخواهند شد.

نکته ششم: هیچ‌تحقیق دیگری نتوانسته نتایج دکتر اورنیش را دوباره ایجاد کند.

نکته هفتم: بدون تردید هر رژیمی که در آن مصرف کربوهیدرات‌های ساده، قند و غذای حاضری و مواد غذایی بسته‌بندی و حاوی نگهدارنده را ممنوع شود، نتایج مثبتی به همراه خواهد داشت، اما این نشان نمی‌دهد که نتایج ایجاد شده، حاصل منع مواد غذایی حیوانی یا مصرف محصولات گیاهی بوده است.

نکته هفتم: رژیم دارونما. دارونماها قرص‌هایی هستند بی‌اثر که به بیماران داده می‌شوند و بیماران صرفاً چون اعتقاد دارند که بهترین قرص‌ها برای بیماری‌شان را مصرف می‌کنند درمان می‌شوند. رژیم‌های گیاه‌خواری و کم‌چربی نیز به دلیل اثر دارونما تأثیرگذار هستند. اکثر کسانی که به گیاه‌خواری روی می‌آورند با یک اعتقاد بسیار عمیق به سالم‌بودن این رژیم‌ها (گاهی باوری در حد یک باور دینی)، سبک زندگی جدیدشان را شروع می‌کنند و همین نکته باعث می‌شود رژیم اثر گذاری بیشتری داشته باشد. وقتی افراد باور دارند که رژیم گیاه‌خواری باعث بهبودشان می‌شود، از همان ساعت‌های اول حس می‌کنند که همه‌چیز عالی شده است و می‌دانیم که این اثر می‌تواند به تنهایی بسیاری از بیماری‌ها را درمان کند.

نکته نهم : مصرف زیاد میوه‌ها و موادغذایی حاوی فروکتوز چون وارد جریان خون نمی‌شوند به‌طور موقت باعث کاهش قند خون و بهبود موقت برخی نشانه‌های بیماری‌ها می‌شوند اما یکی دو سال بعد چاق‌تر و مریض‌تر از امروز خواهید بود.

خلاصه: اگر یک رژیم گیاه‌خواری برایتان جواب داده و می‌توانید به‌عنوان سبک زندگی تا ابد به آن پایبند باشید، خوب است و به آن وفادار بمانید، اما اگر از نتایجش راضی نیستید، سراغ رژیم‌های درست‌تر و علمی بیاید. حرف ما هم به این معنی

نیست که گیاه خوردن بد است، صرفاً اینکه پرهیز از محصولات حیوانی نه تنها هیچ منطقی ندارد بلکه، همانطور که خواهیم گفت احتمال دارد کمبودهایی را ایجاد کند.

گوشت‌خواری در برابر گیاه‌خواری

پروفسور «کریستوفر گاردنر» محقق دانشگاه استنفورد. سال‌های سال گیاه‌خوار متعصبی بوده و در مناظرات زیادی علیه رژیم اتکنیز و گوشت‌خواری شرکت کرده است. او سعی کرد در تحقیقی موسوم به تحقیق A-Z رژیم‌های گیاه‌خواری اورنیش، رژیم گوشت‌خواری اتکینز، رژیم استاندارد رایج و رژیم معروف زون را در کنار هم مقایسه کند. بعد از سال‌ها تحقیق اذعان کرد: «خودم سال‌های سال گیاه‌خوار بوده‌ام و باور قاطع داشتم که نتایج تحقیقاتم به نفع گیاه‌خواری خواهد بود، خیلی با خودم کلنجار رفتم و درد بزرگی است که بخواهم اعلام کنم با تمام ملاک‌های تحقیقاتم رژیم اتکنیز از همه جهت بهتر از رژیم گیاه‌خواری بوده، هم از لحاظ ملاک‌های سلامت، هم از لحاظ سادگی و پایبندی مردم به آن و هم از لحاظ کاهش وزن». ممنونیم از دکتر گاردنر به دلیل صداقتش که لازمه یک محقق خوب است.

دکتر «دیوید پرلموتر» نویسنده کتاب «GrainBrain» سال‌های سال از مروجان رژیم گیاه‌خواری بوده است. اما پس از اینکه یکی از اعضای خانواده‌اش که از رژیم گیاه‌خواری پیروی می‌کرد به همان بیماری‌های مزمن رایج دچار شد، به دلیل عذاب وجدانی که داشته سال‌ها کارش را صرفا معطوف به تحقیقات بسیار علمی و اساسی بر روی کربوهیدرات‌ها و چربی‌ها کرد و درنهایت نتیجه تحقیقاتش را در کتاب «GrainBrain» برای عموم مردم منتشر کرد. در کتابش کربوهیدرات‌ها را قاتل آرام مغز معرفی می‌کند و کاملاً بر ضد عقاید گیاه‌خواری پیشینش نوشته است.

کم نیستند دکترهایی که زمانی به دلایل متعصبانه‌ی ضد چربی به تبلیغ گیاه‌خواری یا رژیم‌های کم‌چرب می‌پرداختند، اما امروزه به سمت رژیم‌های «کم‌کربوهیدرات» روی می‌آورند.

در لینک زیر می‌توانید نظرات بسیاری از افرادی که رژیم‌های گیاه‌خواری را تجربه کرده‌اند را ببینید. www.Madresefitness.ir/vegveg

دکتر سنف می‌گوید: «مغز و قلب و کبد ما به تورین نیاز دارند و آن را ذخیره

می‌کنند، تورین فقط در منابع حیوانی یافت می‌شود، اگر گیاه‌خوار هستید هیچ مقدار از این ماده را نمی‌توانید از طریق رژیم تأمین کنید». این نکته‌ی مهم مقدمه‌ای است برای تئوری ویتامین Z که برای اولین بار در این کتاب مطرح می‌کنم.

ما باید تمام مواد مغذی را به‌اندازه لازم تأمین کنیم. اما ...

قبل از بیان تئوری ویتامین Z، لازم است فصل ۱۴ را درک کنید و یک پیش زمینه‌ای لازم است که درک کنیم چه چیزی باعث ایجاد کمبود ویتامین می‌شود.

تمام ویتامین‌ها باید به اندازه نیاز تامین شود، اما این مقدار مورد نیاز چقدر است؟ در صحبت‌های فصل ۱۴ در مورد ویتامین C دیدیم که مقدار مورد نیاز ما کاملا به شرایط و سبک زندگی ما بستگی دارد. مصرف بیش از حد کربوهیدرات‌ها، می‌تواند باعث ایجاد کمبود ویتامین C شود.

کمبود صرفا به این معنی نیست که چیزی را کم داریم یا نداریم، به این معنی است که توازن بین مقدار تامین شدن و مقدار جذب و مقدار نیاز بدن به هم خورده است. اختلال در برخی مکانیزم‌های تنظیمی یا تولیدی بدن یا خوردن ترکیب‌های غذایی خاصی می‌توانند باعث افزایش جذب، کاهش یا افزایش دفع یا ایجاد کمبود موادمغذی خاصی شوند. در یک رژیم سالم، ترکیب‌های غذایی بسیار اهمیت دارند، در مورد ترکیب‌های غذایی مختلف در جلد پنجم این مجموعه کتاب‌ها خواهم نوشت. حتی همانطور که در فصل بعدی خواهیم دید یک رژیم پرکربوهیدرات مانع دفع سدیم می‌شود که حتی خوردن کمی نمک می‌تواند زیاد هم تلقی شود، در حالی که در رژیم کم‌کربوهیدرات نیاز داریم که حتماً نمک بیشتری مصرف کنیم.

یا همان‌طور که صحبت کردیم، اگر مکانیزم تولید کلسترول در بدن از کار بیفتد، نیاز پیدا خواهیم کرد که کلسترول را حتماً از منابع بیرونی تامین کنیم.

تئوری ویتامین Z

تمام تئوری‌های علمی و توصیه‌های تغذیه‌ای بر پایه‌ی علمی هستند که تاکنون بشر به آن‌ها دست‌یافته است. اما بدون ذره‌ای تردید این علم در سال‌های آینده تغییر خواهد کرد. ممکن است مواد حیاتی جدید و ویتامین‌های جدیدی کشف شوند.

احتمال دارد در سال‌های آینده کشف شود که دیابت به دلیل کمبود در یک نوع ویتامین جدید است.

یکی از سؤالات رایجی که مدام پرسیده می‌شود این است که: «از کجا مطمئنی که این رژیم فردا خلافش ثابت نشود؟»

تئوری ویتامین Z و این کتاب و کتاب‌های دیگرم را بر اساس این فسلفه نوشته‌ام که علم هرگز کامل نیست و احتمال دارد در سال‌های آینده علم تغییر کند و مکانیزم‌های جدید و مواد حیاتی جدید کشف شوند. در علم پزشکی، اطلاعات امروز دو سال دیگر جز تاریخ حساب خواهند شد. دقیقاً به خاطر باوری که به ناکامل بودن علم دارم تئوری ویتامین Z را بیان کردم و دقیقاً به همین دلیل است که روزانه حداقل دو تا چهار ساعت را به مطالعه نکات جدید تغذیه می‌پردازم. مهم‌ترین نکته این است که علم ناقص کنونی نباید حکمت ما را محدود کند.

فرض کنید، ۲۰ سال بعد یک ماده حیاتی و ویتامینی کشف شود به نام ویتامین Z (زایلوستالیک اسید) که کمبود این ویتامین دلیل اصلی ایجاد مقاومت به انسولین و دیابت است. (یادمان نرود که هنوز علم فقط کمتر از ۳۳ درصد از دلایل ترشح نامتعادل انسولین را می‌داند و ۶۰ درصد دلیل ترشح انسولین را نمی‌دانیم.)

سؤال مهم: با اینکه هیچ چیزی از ویتامین ناشناخته‌ی Z نمی‌دانیم، از کجا می‌توانیم اطمینان حاصل کنیم که همین امروز دچار کمبود ویتامین Z نشویم؟

فلسفه‌ای که برخی رژیم‌ها و مخصوصاً گیاه‌خواری برپایه‌ی آن نهاده شده‌اند این است که هم‌اکنون علم در بهترین حالت خودِ است و دقیقاً می‌دانیم به‌عنوان مثال اگر در بدن پروتئین نیاز داریم، پس باید حتماً برخی منابعی که دارای پروتئین گیاهی هستند (مثل سویا یا آجیل‌ها) را در رژیم گیاه‌خواری خود بگنجانیم تا دچار کمبود نشویم. یا اگر امگا ۳ نیاز داریم، باید گردو را در رژیم‌مان بگنجانیم.

حتی افرادی مثل دکتر مک‌دوگل که از معروف‌ترین سردمداران گیاه‌خواری است اذعان دارد: «گیاه‌خواران حتماً باید از مکمل‌های B12 استفاده کنند.» اما در مورد ویتامین‌ها و مواد حیاتی که هنوز کشف نشده‌اند مثل ویتامین Z یا آنهایی که اطلاعات زیادی در موردشان نداریم، نمی‌توان با مکمل‌های غذایی یا استفاده روزانه از مواد خاصی مطمئن شد که دچار کمبود نخواهیم شد.

پایان افسانه کلسترول، چربی و نمک - فصل شانزدهم

مصرف زیاد امگا ۶ می‌تواند نیاز ما به مصرف امگا ۳ را افزایش دهد. اما فردی که ۲۰ سال پیش زندگی می‌کرد این را نمی‌دانست. از کجا این فرد می‌توانست مطمئن شود که به مقدار نیازش امگا ۳ و امگا ۶ و دقیقاً به نسبت درستی در بدنش تأمین‌شده باشد؟ جوابی که امروزه می‌دانیم این است که او باید از چربی‌های حیوانی استفاده می‌کرد و از روغن‌های استخراج شده از دانه‌ها و گیاهان پرهیز می‌کرد.

درواقع برای تأمین ویتامین ناشناخته‌ی Z (زایلوستالیک اسید) ما باید:

در اولین و مهم‌ترین قدم، سعی کنیم همه چیز را تا جایی ممکن طبیعی و به صورت «غذای کامل» مصرف کنیم و از روغن‌های استخراج‌شده گیاهی، کربوهیدرات‌های ساده، قندها چربی‌های ترانس و غیره دور بمانیم.

دوماً تا جای ممکن سعی کنیم از رده‌های بالاتر در زنجیره غذایی، یعنی از فراورده‌های حیوانی تغذیه کنیم. محصولات حیوانی، لبنی، تخم‌مرغ، غذاهای بسیار کاملتر و غنیتری به نسبت غذاهای گیاهی هستند. البته خوراک‌مان را نباید محدود به گوشت آن حیوانات کنیم، و تا جای ممکن باید از تمام اعضای حیوان به‌صورت یکنواخت استفاده کنیم. ما هم مانند جانداران دیگر هستیم، نیازهایی که بدن ما به مواد حیاتی مثل ویتامین Z دارد تقریباً مانند نیاز بقیه جانداران است. اگر بنا به هر دلیلی بدن ما دچار اختلال مکانیزمی شود که بر اثر آن نیاز داشته باشیم یک سری ویتامین‌ها را حتماً به‌اندازه تأمین کنیم ایده‌ال‌ترین راه و منبع تأمین تمام ویتامین‌ها و مواد حیاتی و «دقیقاً به همان نسبتی که در بدن ما لازم است»، این است که از بدن حیواناتی تغذیه کنیم که دقیقاً ساختار بدنشان مشابه ما است. بدن جانداران دیگر غذایی کاملتر از گیاهان هستند.

این تنها راهی است که می‌توانیم مطمئن شویم هرگز دچار کمبود چیزی نخواهیم شد، حتی کمبود مواد حیاتی ولی ناشناخته‌ای مانند ویتامین Z (زایلوستالیک اسید).

در رژیم‌های گیاه‌خواری و رژیم‌هایی که بخش‌عمده‌شان از رده‌های پایین‌تر و کم‌ارزش‌تر در زنجیره‌غذایی (مثل غلات، حبوبات، میوه‌ها) تأمین می‌شوند همیشه احتمال بوجود آمدن کمبود یک ریزمغذی خاصی وجود دارد. اما رژیم‌هایی که اساس آنها مصرف رده‌های بالاتر در زنجیره‌غذایی (مانند محصولات حیوانی، چربی و پروتئین) است، کمتر از معرض احتمال کمبود یک ریزمغذی خاص هستند.

وظیفه علم این نیست که ازخودمان تئوری‌هایی را اختراع کنیم تا چیزهایی که می‌بینیم را توجیه کنیم، بلکه ما باید روشی بیابیم تا چیزهایی که نمی‌بینیم را ببینیم. علم یعنی دیدن نامرئی‌ها، یعنی دانستن واقعیت‌هایی که می‌دانیم وجود دارند ولی نمی‌دانیم چه هستند.

-- لاورنس کراوس

پایان افسانه نمک

افسانه‌ی نمک

ابتدا قرار نبود این جز یکی از مباحث کتاب باشد، اما مدام در مورد مقدار مصرف نمک سؤال می‌کنند و معمولاً جوابم این است که مقدار مصرف نمک زیاد اهمیتی ندارد، مگر برای افراد خیلی مستثنا و بیماری‌های بسیار شدید فشارخون (که آن را هم توضیح خواهم داد راه‌حلش چیست). معمولاً هم یک فرد مثلاً مطلعی پیدا می‌شود که با عصبانیت بگوید، «چطور ممکن است هیچ فرقی نداشته باشد که چقدر نمک مصرف کنیم؟ کل دنیا می‌دانند که مصرف نمک چقدر برای رگ‌ها و عروق ضرر دارد. مگر کمپین بزرگ سلامت در سطح شهر تهران که همین ۳ ماه پیش برگزار شده بود و کل شهر پر بود از پوسترهای توصیه کاهش نمک و تبلیغ نمک و چربی به‌عنوان دشمن شماره یک عروق , شعار «چربی و نمک کمتر، زندگی بهتر» رو ندیدی؟» به همین دلیل فکر کردم بد نیست این فصل را هم به کتاب اضافه کنم و افسانه نمک را هم در عنوان کتاب اضافه کنم.

یکی از افسانه‌های رایج این است که خوردن نمک باعث ایجاد بیماری فشارخون می‌شود. بنابراین به کسی که فشارخون بالا دارد توصیه می‌کنند بهتر است مصرف نمک را کم کند. بسیاری از دکترها حتی تا آن حد افراطی به قضیه نگاه می‌کنند که نمک را «سم سفید» یا «قاتل سفیدپوش» می‌نامند. همان‌طور که در ابتدای کتاب توضیح دادم یکی از نکاتی که در مشاوره‌های تغذیه در «مدرسه فیتنس» یاد می‌دهیم مصرف یک لیوان آب‌نمک به‌عنوان اولین چیز بعد از بیداری است و حتی مصرف یک لیوان آب‌نمک معمولی در طی روز.

فشارخون چیست؟

وقتی می‌گوییم فشارخون سالم باید ۱۲۰ / ۸۰ (میلی‌متر جیوه) باشد یعنی چه؟

فشار خون، فشاری است که خون به دیواره رگ‌ها وارد می‌کند. فشار خون سستالیک یا فشار خون ماکسیمم (عدد بیشتر در اندازه‌گیری فشار خون) شدت فشار خون در بیشترین حالت را نشان می‌دهد یعنی فشار خون در حالتی که قلب به شدت منقبض می‌شود. فشار خون مینیمم یا دیاستالیک (عدد کمتر در اندازه گیری فشارخون) شدت فشار خون را در کمترین حالت و در زمانی که قلب کاملاً منبسط می‌شود و عضله قلب ریلکس می‌شود، نشان می‌دهد. اگر فشار خون ماکسیمم کم باشد، ناتوانی قلب در منقبض شدن را نشان می‌دهد و اگر فشار دیاستالیک زیاد باشد، ناتوانی قلب را در منبسط و ریلکس شدن، نشان می‌دهد.

بیماری فشار خون بالا حالتی است که فشار خون ماکسیمم به بیش از ۱۴۰ برسد و فشار خون مینیمم به بیش از ۹۰.

فشار خون بسیار بالا و بیماری مزمن فشار خون زمانی است که فشار خون ماکسیمم به بیش از ۱۶۰ و فشار خون مینیمم به ۱۰۰ برسد. یعنی فشار خون ماکسیمم ۴۰ عدد بیش از نرمال و فشار مینیمم ۲۰ واحد بیش از نرمال باشد.

آب را باز نکنید

مکانیزم طبیعی استفاده از یک سینک ظرف‌شویی این است که آب را باز می‌کنیم، آب وارد سینک می‌شود، سپس وارد سیستم فاضلاب می‌شود و آب هرگز

پایان افسانه کلسترول، چربی و نمک - فصل هفدهم

از سینک سرریز نمی‌شود. آب تنها زمانی سرریز می‌شود که فاضلاب گرفته باشد. در این صورت اگر آب را باز کنیم تا به صورت طبیعی از سینک استفاده کنیم، آب سرریز خواهد شد. در این حالت چاره برای جلوگیری از سرریز شدن آب چیست؟ راه درست این است که گیر فاضلاب را باز کنیم تا سطح آب پایین بیاید و سرریز نشود. راه نه چندان هوشمندانه این است که دیگر آب را باز نکنیم تا آب سرریز نشود.

وقتی غذایی می‌خورید قند خون به صورت طبیعی بالا می‌رود، هورمون‌های مختلفی از جمله انسولین ترشح می‌شوند و آنزیم‌های مختلفی فعال می‌شوند تا قند خون بالا رفته را ذخیره کنند و به نوعی پایین بیاورند. به عبارتی، خوردن هر ماده غذایی باعث افزایش قند خون می‌شود و این یک «مکانیزم طبیعی» در تمام انسان‌ها است. اما بیماری قندخون بالا، یا دیابت نوع دوم، یک نوع بیماری است.

هر غذایی که می‌خورید حتی اگر نمک نداشته باشد، فشار خونتان را بالا می‌برد. اگر غذا پر نمک باشد فشار خون به صورت طبیعی مقدار بیشتری بالا می‌رود، سپس کلیه‌ها وارد عمل می‌شوند و مقدار نمک اضافه را دفع می‌کنند و همه چیز بعد از مدت کوتاهی به حالت طبیعی برمی‌گردد. اما بالا بودن مزمن فشار خون، یک بیماری است.

کسانی که برای جلوگیری از بیماریِ مزمن فشار خون بالا توصیه می‌کنند مصرف نمک را کاهش دهید. احتمالاً برای رفع مشکل سرریز نشدن سینک ظرفشویی توصیه می‌کنند بهتر است آب را باز نکنیم. بالا رفتن قند خون پس از خوردن کاملاً طبیعی است، بیماری مزمن قند خون زمانی است که بدن توانایی خود را در پایین آوردنِ قندخون از دست می‌دهد و قند خون به صورت مزمن همواره بالا می‌ماند. دقیقاً به همین شکل بالا رفتن فشار خون بعد از خوردن غذا یا مخصوصاً غذای پرنمک طبیعی است. آنچه بیماری مزمن فشار خون است، ناتوانی بدن در تنظیم سدیم و پایین آوردن مجدد فشار خون است.

علاوه بر خوردن نمک حتی ورزش، استرس، هیجان، خوشحالی هم می‌تواند فشار خون را به صورت مقطعی بالا ببرد. اما اینکه بگوییم بیماری فشار خون در اثر مصرف نمک است، دقیقاً مانند این است که بگوییم بیماری فشار خون بر اثر ورزش است. استدلالی که برای نمک صدق می‌کند برای ورزش هم صدق خواهد کرد.

فرهنگ لغت غیر مردمی

فرض کنید، یک سال تمام، ۷ روز در هفته روزی ۵ مرتبه یک دم‌کرده‌ی خاصی را نوشیده‌اید و در پایان سال ۱ کیلو چربی آب کرده‌اید. آیا دوستان‌تان را دعوت خواهید کرد و جشن خواهید گرفت و به آنها خواهید گفت که یک نتیجه بسیار «قابل توجه و عمده» به‌دست آورده‌اید؟ مسلماً نه ... حالا اگر به احتمال ۹۵ درصد مطمئن باشید، که نتیجه‌ای که کسب کرده‌اید فقط و فقط به دلیل مصرف آن دم‌کرده بوده است، چطور؟ بازم مسلماً این نتیجه یک نتیجه‌ی قابل ملاحظه قلمداد نمی‌شود. اگر مطمئن باشید که اگر این دم‌کرده را روی ۱۰۰ نفر دیگر هم امتحان کنید ۹۵ نفر دیگر نیز همان نتایج شما را در طی یک سال به‌دست خواهند آورد چطور؟ بازهم نه. چون از دید ما، کاهش ۴۰ کیلو وزن در ۷ ماه یک نتیجه قابل ملاحظه است، نه کاهش ۱ کیلو وزن در یک سال.

اما کلمه «قابل ملاحظه» یا به انگلیسی «significant» در دنیای آمار و مقالات علمی معنی دیگری دارد. در دنیای مقالات علمی اگر به احتمال ۹۵ درصد مطمئن باشیم که نتیجه کاهش وزن حاصل شده ناشی از متد پیشنهادی بوده است، و اگر آن را روی دیگران هم امتحان کنیم، دیگران هم دقیقاً همان نتایج را به دست خواهند آورد، این یک نتیجه از دید علمی «قابل ملاحظه» است.

مشکل زمانی پیش می‌آید که مقاله‌نویس یک سایت خبری یا مجله و «تولیدکنندگان علم انبوه»، بدون هیچ درک علمی و بدون بررسی دقیق محتوای داخل مقالات می‌خواهد با یک جستجو، یک مطلب ظاهراً علمی را برای مخاطبانش جور کند. او به مقاله‌ای بر می‌خورد که در نتیجه‌گیری آن نوشته شده است: «یک سال مصرف فلان دم‌کرده تأثیر قابل ملاحظه‌ای در چربی‌سوزی افراد دارد». وقتی چنین مقاله‌ای منتشر می‌شود و مردم در سایت‌ها، مجلات و رسانه‌ها می‌بینند که «یک سال مصرف فلان دم‌کرده تأثیر قابل ملاحظه‌ای در چربی‌سوزی افراد دارد» فکر می‌کنند این تأثیر قابل ملاحظه یعنی مثلاً ماهی ۴ کیلو وزن کم خواهند کرد. در صورتی که معنی کلمات «قابل ملاحظه» «عمده» از دید علمی و آماری، کاملاً با دید و تعبیر ما از این کلمات متفاوت است.

فقط در پرانتز اشاره کنم، همانطور که در کتاب «چگونه با آمار دروغ بگوییم»

هم آمده است، بسیاری از شرکت‌ها از همین بازی با کلمات برای فروش بیشتر محصولات و سودجویی استفاده می‌کنند. آن‌ها با اینکه دروغی نگفته‌اند اما باعث ایجاد یک تصور کاملاً کاذب و اغراق شده‌ای در مخاطبان‌شان می‌شوند و مخاطبان را به این باور می‌رسانند که حتی مقالات علمی هم تأثیر قابل توجه محصولات‌شان را تأیید کرده است.

این دقیقاً همان باور غلطی است که در مورد مصرف نمک و تأثیر «قابل ملاحظه» اش در کاهش یا افزایش فشار خون بیان می‌شود. با اینکه خودن نمک در ۱۰۰ درصد مردم باعث افزایش فشار خون می‌شود و از دید علمی این یک اثر «قابل توجه» روی فشار خون است، اما آیا با تصویری که کلمه «قابل ملاحظه» در ذهن ما ایجاد می‌کند هم این یک اثر قابل توجه است؟

آیا در اطرافتان کسی را دارید که بیماری فشار خون داشته باشد و سال‌ها در پرهیز از نمک به سر ببرد؟ آیا بیماری فشار خونش درمان شده؟ نه.

دکتر پینوکیو و تأثیر قابل ملاحظه نمک بر افزایش فشار خون

در تحقیقی موسوم به DASH که پایه و اساس اصلی افسانه نمک است، به گروهی که فشار خون نرمال داشتند به مدت چندین هفته رژیم بسیار پر نمک دادند. سپس به همان گروه به مدت چندین هفته رژیم بسیار کم نمک دادند. فشار خون متوسط آنها در حالتی که مصرف نمک‌شان خیلی زیاد بود، به ۸۱/۱۲۶ رسیده بود، در حالی که در رژیم بسیار کم‌نمک به ۷۹/۱۲۳ رسیده بود. در انتهای مقاله، «دکتر پینوکیو» که می‌خواسته مقاله خودش را پر اهمیت و مهم جلوه دهد، در قسمت نتیجه‌گیری نوشته است که «تحقیقات ما ثابت می‌کنند که مصرف سدیم، تأثیر قابل ملاحظه‌ای بر فشار خون دارد و باید حد نصاب جدی برای مصرفش تعیین کنیم.»

برای اینکه میزان فشار خون‌تان یک بیماری مزمن محسوب شود، لازم است که فشار خون‌تان ۲۰ واحد بیش از نرمال باشد. تفاوت خوردن یک رژیم بسیار پرنمک و بسیار کم نمک در افرادی که دارای بیماری فشارخون هستند ۴ الی ۵ واحد و در افراد معمولی ۲ واحد است. همان‌طور که در بالا توضیح دادم خوردن نمک تأثیر

«قابل ملاحظه» ای در بالا بردن فشار خون دارد. اما این تأثیر قابل ملاحظه، فقط از دید آماری و تئوری قابل ملاحظه است و از دید کاربردی شوخی‌ای بیش نیست.

فشار خون و خانواده‌ی سندرم متابولیک

آیا می‌دانید که فشار خون در بین افرادی که هنوز تغذیه سنتی دارند و از تغذیه مدرن به دور مانده‌اند و رژیم کم‌کربوهیدرات دارند، با افزایش سن کاهش می‌یابد، که احتمالاً دلیلش کاهش توانایی و قدرت قلب در پمپاژ خون است. اما در کشورها و افرادی که تغذیه مدرن‌تری دارند با افزایش سن، فشار خون بیشتر می‌شود.

فشار خون یکی از بیماری‌های مدرن و جدید است که در خانواده بیماری‌های متابولیک شامل دیابت، بیماری قلبی، سرطان و آلزایمر و دیگر بیماری‌های متابولیک قرار دارد. فشار خون ارتباط بسیار تنگاتنگی با بیماری چاقی دارد، اکثر افراد چاق فشار خون بالایی دارند و اکثر کسانی که فشار خون بالا دارند چاق هستند. چاقی آنقدر ارتباط تنگاتنگی با بیماری فشارخون دارد که برخی از کتاب‌ها چاقی را «دلیل» ایجاد فشارخون می‌دانند. اما می‌دانیم که خود چاقی باعث ایجاد بیماری نیست. پس احتمالاً عامل به‌وجود آورنده‌ی مشترکی وجود داشته که منشا فشارخون بالا هم دقیقاً همان منشا ایجاد چاقی و بقیه بیماری‌های متابولیک باشد.

همچنین بیماری فشارخون ارتباط تنگاتنگی با بالابودن قند خون و دیابت و بالا بودن چربی خون (تری‌گلیسیرید) دارد و این نشان می‌دهد که حتما عامل مشترکی با هم دارند.

نمی‌توان بیماری چربی‌خون را به گردن خوردن چربی انداخت، بیماری فشار خون را به گردن خوردن نمک و بیماری چاقی و دیابت را به گردن خوردن کربوهیدرات‌ها و بعد چنین ارتباط تنگاتنگی را بین فشارخون، چربی‌خون و چاقی و دیابت، مشاهده کرد، حتماً عامل مشترکی باید وجود داشته باشد که باعث این ارتباط قوی می‌شود.

یکی از بهترین معیارهای سنجش بالابودن انسولین و میزان مقاومت به انسولین

در بدن، سنجش فشار خون است و این دو، ارتباط تنگاتنگی با هم دارند.

تئوری «نمک و بیماری فشار خون» در دهه ۱۹۲۰ ارائه شد و همچنان فقط مثل بقیه تئوری‌ها یک تئوری است. هنوز پس از سال‌های سال و انجام تحقیقات بسیار هیچ شواهدی برای قبول این تئوری یافت نشده. به‌عنوان مثال در ۱۹۶۷ دکتر استملر پس از تحقیقات زیاد برای اثبات تئوری «نمک و فشار خون» اذعان کرد که نتایج کاملاً ضد و نقیض هستند و نمی‌توان نتیجه‌گیری کاملی انجام داد. او پس از ۱۶ ساله دیگر تحقیق با بودجه‌ای که از طرف سازمان NIH اختصاص یافته بود، دوباره اعلام کرد که تحقیقات نمی‌توانند این تئوری را در عمل اثبات کنند. NIH تحقیقات دیگری را با محققان دیگری انجام داد ولی نتایج همگی دقیقاً مشابه بود.

اگر مشکل مصرف سدیم نیست، پس عامل فشار خون چیست؟

سدیم به صورت مقطعی فشارخون را کمی بالا می‌برد و کلیه‌ها مقدار اضافه سدیم را دفع می‌کنند و فشارخون به حالت طبیعی برمی‌گردد. دلیل بیماری فشارخون این است که کلیه‌ها سدیم را دفع نمی‌کنند و مقدار بسیار بیشتری آب در بدن محبوس می‌شود و این امر باعث افزایش فشار خون می‌شود. یک رژیم پرکربوهیدرات، در افرادی که مقاومت به انسولین دارند باعث می‌شود انسولین به کلیه‌ها بگوید که آب بدن را دفع نکنند. رژیم‌های پرکربوهیدرات باعث افزایش وزن آب بدن می‌شوند و رژیم‌های پرچرب باعث آزاد شدن آب اضافه محبوس در بدن می‌شوند.

همان‌طور که دکتر «والتر بلون» در ژورنال AJCN می‌نویسد: «خوردن کربوهیدرات به کلیه‌ها می‌گوید که سدیم را حفظ کنند و کلیه‌ها سدیم را دفع نمی‌کنند. بدن به ازای هر سدیمی که نگه می‌دارد آب هم نگاه می‌دارد و فشار داخلی بدن بیشتر می‌شود. کاهش مصرف کربوهیدرات‌ها دقیقاً مانند داروهای کاهش فشار خون و کاهش آب بدن عمل می‌کنند و به کلیه‌ها اجازه می‌دهد تا نمک اضافه را دفع کنند.»

کنترل دقیق مقدار فشار خون وظیفه اعصاب سمپاتیک (غیر ارادی) است و چیزی که باعث اختلال در فشار خون می‌شود خوردن نمک نیست، بلکه اختلال

در سیستم سمپاتیک است. بالا بودن انسولین باعث تحریک سیستم سمپاتیک (غیر ارادی) بدن می‌شود. تحریک سیستم سمپاتیک بدن باعث انقباض و تنگ‌تر شدن رگ‌ها می‌شود که این باعث افزایش تعداد ضربان قلب و افزایش فشار خون می‌شود.

در واقع دقیقاً همان عاملی که باعث بیماری دیابت، بیماری عروقی، بیماری چاقی می‌شود، عامل اصلی بیماری فشار خون است.

زنده ماندن افسانه نمک

طبق تئوری «چربی، کلسترول و بیماری عروقی» خوردن چربی باعث افزایش ریسک بیماری عروقی می‌شد، پس مردم باید به جای چربی‌ها از کربوهیدرات‌ها مصرف می‌کردند. از طرفی فشار خون یکی از مهم‌ترین فاکتورهای ریسک در ایجاد بیماری عروقی و حمله قلبی است. طبق ارتباط «انسولین، قند خون و بیماری فشار خون» مردم برای کم کردن فشار خون و در نتیجه کم کردن ریسک بیماری قلبی باید مصرف کربوهیدرات‌ها را کاهش بدهند. یعنی مردم برای کاهش ریسک بیماری قلبی هم باید مصرف کربوهیدرات را کاهش دهند و هم مصرف کربوهیدرات را افزایش دهند!! این تناقض به دلیل اعتقاد به تئوری «ضد چربی» بوجود می‌آمد. به دلیل اعتقادی عمیق که به افسانه «چربی، کلسترول، بیماری عروقی» وجود داشت ارتباط «انسولین، قند خون و بیماری فشار خون» نادیده گرفته می‌شد و در عوض افسانه «نمک و بیماری فشار خون» به عنوان تئوری جایگزین زنده نگه داشته می‌شد. اگر تئوری «ارتباط خوردن چربی و کلسترول با بیماری قلبی را دور بیندازیم، افسانه «نمک و فشار خون» هم خود به خود به کنار می‌رود.

اغلب، اکثر دکترهای رژیم در رژیم‌هایی که تجویز می‌کنند، نمک را محدود می‌کنند چون با به حداقل رساندن مصرف نمک مقدار زیادی از آب‌های محبوس بدن خارج می‌شود و وزن مشتری به سرعت بیشتری کم می‌شود که این از دید تبلیغاتی به سودشان است. اما کم کردن وزن آب بدن با کم کردن مقدار مصرف نمک زیاد آب کردن چربی نیست و در اولین فرصت بازخواهد گشت.

خلاصه که، خوردن کربوهیدرات‌های ساده و قند را کاهش دهید تا مشکل بالا بودن انسولین را درمان کنید تا از درمان شدن فوری فشار خون‌تان لذت ببرید.

عوامل دیگر بیماری فشار خون

به جز بالا بودن انسولین که اولین و مهم‌ترین و تأثیرگذارترین عامل ایجاد بیماری فشار خون است، دومین دلیل بسیار مهم در ایجاد بیماری فشار خون، مصرف سیگار است که باعث انقباض رگ‌ها و در نتیجه بالا رفتن فشار خون می‌شود. سومین دلیل مهم، بیماری‌های کلیوی است. چهارمین دلیل مهم در ایجاد بیماری فشار خون کمبود ویتامین K2 و D3 و پتاسیم است. عواملی مانند، تومور در غدد فوق‌کلیوی، مصرف بیش از حد کافئین، انسداد و تنگی رگ‌ها و عوامل دیگری هم می‌توانند باعث بروز بیماری فشار خون شوند. اما در این میان هیچ دلیل اثبات شده‌ای برای کاهش مصرف نمک به بهانه کاهش فشار خون وجود ندارد.

یکی از دلایل ایجاد فشار خون کمبود پتاسیم (یون مقابل سدیم) است. کمبود پتاسیم می‌تواند باعث ایجاد فشار خون شود، اما نکته مهم این است که خوردن شیرینی‌جات و کربوهیدرات‌های ساده می‌تواند باعث خالی شدن بدن از پتاسیم شود. در واقع حتی اگر به اندازه کافی پتاسیم بخورید، ولی مصرف قند و کربوهیدرات‌تان هم زیاد باشد، پتاسیم کافی در اختیار بدنتان قرار نخواهد گرفت. (یکی از همان نوع کمبودهایی که در فصل قبل در موردش صحبت کردیم)

دقیقاً به همین دلیل است که افرادی که بیماری فشارخون بالا دارند و ماه‌ها قبل به پزشک مراجعه کرده‌اند و تمام مدت سعی کرده‌اند رژیم کم نمکی را رعایت کنند، هنوز بعد از گذشت چند ماه به همان بیماری فشار خون مبتلا هستند. در صورتی که در بین مراجعان مشاوره لاغری‌ام، حتی با افزایش مقدار خوردن نمک، صرفا با کاهش میزان مصرف کربوهیدرات‌ها و کاهش سطح انسولین در کمتر از یک هفته اکثر بیماران دچار فشار خون، مشکلشان حل می‌شود.

کمبود سدیم

نمک همواره یکی از با ارزش‌ترین مواد در زندگی بشر بوده است. اصطلاحات «نمک به حروم» «دستی که نمک ندارد» «نمک برکت سفره است» «نمک گیر شدن» و دیگر اصطلاحات ساخته شده از نمک را می‌دانید. در قدیم حقوق سربازان رومی را بر اساس نمک می‌دادند و مانند طلا ارزش داشت، کلمه لاتین salary به

معنی حقوق از ریشه salt و نمک آمده است. نمک یک داروی طبیعی بوده است.

در طب سنتی آمده است که همیشه غذای خود را با نمک شروع کنید و نمک بهترین دارو برای انواع بیماری‌ها است. نمک از ترکیب کلر و سدیم تشکیل شده است. سدیم از الکترولیت‌های بدن است که بین اعصاب و اعضا ارتباط برقرار می‌کند و یک ماده «ضروری» در بدن است.

برای خوردن گوشت باید آن را پخت یا نمک‌سود کرد و نمک‌سود کردن روشی بوده که قدیم برای حفاظت از غذاها، بسیار استفاده می‌شد و می‌تواند به راحتی جای پختن را بگیرد. نمک‌سود کردن راه بسیار بهتری به جای پختن گوشت است.

در طب سنتی نمک طبع گرم و خشک دارد و جزء موادی است که باعث لاغری می‌شود و کاهنده رطوبت بدن است و مصلحی عالی برای مواد سردی (مانند ماست) به حساب می‌آید، همان‌طور که تحقیقات جدید هم نشان داده‌اند، کمبود نمک می‌تواند توانایی جذب قند توسط عضلات را کم کند و باعث ایجاد مقاومت به انسولین و در نتیجه باعث چاقی شود. کمبود نمک یکی از عوامل اصلی افسردگی و بی‌انگیزگی است و برخی محققان آمار بسیار زیاد خودکشی در ژاپن را به مصرف کم نمک مرتبط می‌دانند. خستگی و کم‌انرژی بودن و کم انگیزگی می‌تواند ناشی از کمبود نمک باشد، در طب سنتی نمک را به شجاعت هم ارتباط داده‌اند که یک رژیم کم نمک می‌تواند جسارت فرد را بگیرد.

خوردن نمک فقط و فقط زمانی مشکل‌ساز می‌شود که به دلیل عوامل اشاره شده در بالا خود را در معرض بیماری فشار خون قرار دهیم.

از عوامل اصلی سردردهای صبحگاهی افراد کمبود نمک است. کمبود نمک باعث پوکی استخوان می‌شود، چراکه بیشتر سدیم در بدن ما در استخوان ذخیره است. اگر بدن کمبود سدیم داشته باشد، مجبور است از استخوان‌ها سدیم لازم را بدست آورد.

مقدار مصرف نمک

هر چیزی را باید به اندازه مصرف کنیم و زیاده‌روی نکنیم و این بدیهی است. اما مقدار مصرف به اندازه نمک چقدر است؟ چیزی حدود ۴ تا ۶ گرم مقدار خوبی است

و اگر در مصرف مواد غذایی فراوری‌شده زیاده‌روی نشود، این تقریباً همان چیزی است که مردم به صورت متوسط در زندگی مصرف می‌کنند. اگر مشکل انسولین نداشته باشیم، بدن کمی نمک بیشتر را به راحتی می‌تواند دفع کند. ضررهایی که کمبود نمک دارد بسیار فراتر از ضررهایی است که زیادخوردن نمک دارد. با تبلیغات نادرستی که در مورد نمک انجام می‌شود، امروز تعداد زیادی از افراد با مشکل کمبود آن مواجه هستند. اگر در هنگام ورزش دچار لرزش می‌شوید، احتمالاً مصرف نمک قبل از ورزش می‌تواند، مشکل کمبود نمک‌تان را حل کند.

نکته: مصرف نمک طبیعی، نمک دریا و نمک بدست آمده از سنگ‌های نمک بسیار بسیار ایده‌آل‌تر از مصرف نمک‌هایی است که در کارخانه‌های صنعتی تولید می‌شوند. نمک طبیعی حاوی مقادیر بسیار زیادی از موادمعدنی مورد نیاز بدن است. مصرف نمک طبیعی می‌تواند هوس‌های غذایی را کاهش دهد و از بین ببرد. نمک تصفیه‌شده فاقد فواید نمک طبیعی است، اما از دید ایجاد بیماری فشار خون، اثر یکسانی دارند. نمک دریا و طبیعی می‌تواند بسیاری از مواد معدنی لازم را که در حالت معمولی تأمین کردن آنها سخت است، تأمین کند.

کسانی که هوس و میل شدیدی به نمک و مواد شور دارند، بدن‌شان دچار کمبود موادمعدنی است که البته نمک تصفیه‌شده فاقد این موادمعدنی است. توصیه این است که از نمک طبیعی که هزاران سال توسط بشر استفاده شده است، استفاده کنید. نمک طبیعی باعث لاغری و بهبود متابولیسم و سیستم هاضمه می‌شود. نمک طبیعی باعث سم زدایی بسیار عالی بدن و باعث درخشش پوست می‌شود. نمک طبیعی و نمک تصفیه شده، هیچ کدام تأثیر خاصی در افزایش فشار خون ندارند، حتی نمک طبیعی که حاوی مواد معدنی کامل می‌باشد، به کاهش فشار خون نیز کمک می‌کند. با برطرف کردن کمبود ویتامین می‌توانید مشکل فشار خون و نیاز بدن به نمک را کاهش دهید.

یکی از مهم‌ترین و ارزان‌ترین تغییراتی که توصیه می‌کنم در زندگی انجام‌دهید، جایگزین کردن نمک صنعتی تصفیه شده، با نمک واقعی (نمک هیمالیا، نمک دریا، نمک سِلتیک، سنگ نمک) است. در عوض کربوهیدرات‌ها را کم کنید.

«چیزی که امروز برای دیگران اتفاق می‌افتد، ممکن است سرنوشت فردای تو باشد، اگر متفاوت عمل نکنی.»

نه ملاک دقیق‌تر برای ارزیابی سلامت

در فصل سیزدهم در مورد ارزیابی سلامت‌تان بر اساس یک آزمایش خون معمولی و رایج صحبت کردم و در این بخش در مورد نه ملاک پیشرفته‌تر و دقیق‌تر برای ارزیابی سلامت صحبت می‌کنم. کم‌کم و در طی سال‌های آینده آزمایش‌های قدیمی جای خود را به این آزمون‌های پیشرفته‌تر خواهند داد. این فصل کمی علمی و پیشرفته است و حتی شک داشتم که در کتاب بگنجانم یا نه. فقط و فقط اگر مطالب قبلی را دقیق درک کرده باشید این فصل را درک می‌کنید. می‌توانید کتاب را همین‌جا به پایان برسانید و این فصل را نخوانید. چیزی از دست نخواهید داد، اما توصیه می‌کنم حتی اگر هیچ علاقه‌ای به بحث‌های تخصصی ندارید، این فصل را در حد یک روخوانی سریع نگاهی بیندازید. چند دقیقه‌ای بیشتر طول نمی‌کشد ولی حداقل ایده‌ای کلی نسبت به مباحث پیشرفته سلامت خواهید داشت.

۱- اپو لیپوپروتئین B یا ApoB

هر حامل LDL یا VLDL یا IDL دارای یک ApoB است. آزمایش برای شمارش تعداد ApoB کمتر از ۱۰ سال است که ابداع شده، اما در اکثر آزمایشگاه‌های خوب وجود دارد و در سال‌های آینده در برگه آزمایش معمولی هم اندازه‌گیری خواهند شد.

تحقیقات زیادی نشان داده‌اند که افزایش ApoB در خون ارتباط مستقیمی با ریسک بیماری عروقی و ایجاد پلاک‌های آترواسکلروز دارد. ApoBها به نوعی تعداد کل حامل‌های خطرناک یا حامل‌هایی که می‌توانند خطرناک شوند را نشان می‌دهد. اگر مرد هستید باید مقدار ApoB شما کمتر از ۵۰ باشد و اگر زن هستید باید کمتر از ۶۰ باشد. شمارش تعداد ApoB ها ملاک بسیار بهتر و دقیق‌تری نسبت به سنجش کلسترول LDL و کلسترول کل است.

۲- تعداد حامل‌های LDL یا (LDL-P)

دکتر توماس دیسپرینگ می‌گوید: «بدون هیچ تردیدی توجه به نوع حامل‌های کلسترول ملاک بسیار دقیق‌تری است تا اینکه به شیوه سنتی به کلسترول درون حامل‌ها توجه کنیم.»

LDL-P تعداد کل حامل‌های LDL را نشان می‌دهد. در آزمایش‌های معمولی فقط مقدار کلسترولی که توسط LDL ها حمل می‌شود، محاسبه می‌شود. اما امروزه می‌توانیم به‌صورت دقیق تعداد و سایز این حامل‌ها را هم اندازه‌گیری کنیم.

تکنولوژی این اندازه‌گیری کمتر از پانزده سال است که ابداع شده. ابداع روش تفکیک LDL ها دقیقاً همان چیزی است که تفکر قدیمی در مورد کلسترول و چربی را به تفکری که در این کتاب ارائه شد تبدیل کرد. این آزمایش هم می‌تواند به‌صورت دقیق تعداد LDL-P ها را شمارش کند، و هم نشان می‌دهد که آیا بیشتر حامل‌های LDL خون از نوع درشت و بی‌خطر است یا از نوع ریز و خطرساز.

به‌صورت کلی تعداد حامل‌های LDL یا همان LDL-P باید کمتر از ۱۰۰۰ nmol/L باشد. اما در مورد اینکه برای سنجش ریسک بیماری عروقی، آیا تعداد حامل‌ها مهم‌تر است، یا اندازه و جنس حامل‌ها، اختلاف نظرهایی وجود دارد. بیشتر محققان بر این باور هستند که تعداد کل حامل‌ها ملاک با ارزش‌تری به نسبت سایز

حامل‌ها هست، برای همین تعداد حامل‌ها را اول مطرح کردم. گرچه تعداد حامل‌ها با اندازه حامل‌ها نسبت عکس دارد، هر چه حامل‌ها کوچکتر شوند، تعدادشان بیشتر می‌شود بنابراین در اکثر مواقع این دو معیار خروجی یکسانی را نشان می‌دهند، اما در چند سال آینده با تحقیقات بیشتر مشخص خواهد شد که کدام ملاک دقیق‌تر است.

۳- سایز حامل‌های LDL

در آزمایش سنجش حامل‌های LDL، عددی به‌عنوان Small LDL-P یا حامل‌های ریز وجود دارد که نشان می‌دهد چه مقدار از حامل‌های LDL تان از نوع ریز (نوع B) است.

دکتر ویلیام دیویس توضیح می‌دهد: «عامل شماره یک بیماری عروقی حامل‌های LDL ریز هستند». این حامل‌ها خطرناک‌ترین نوع حامل‌ها هستند و باید سعی کنید که این عدد در برگه آزمایش‌تان کمترین مقدار باشد. راهش هم مثل همیشه این است که کربوهیدرات کمتری بخورید و از یک رژیم پرچربی و کم‌کربوهیدرات پیروی کنید. کربوهیدرات‌های ساده را کاملاً حذف کنید و چربی‌ها را از نوع چربی‌های اشباع‌شده حیوانی انتخاب کنید.

LDL های ریز به‌راحتی با گلوکز ترکیب می‌شوند و به‌راحتی اکسیده می‌شوند. همچنین مدت زمان طولانی‌تری در خون می‌مانند بنابراین امکان خطرساز بودن آن‌ها بیشتر است. به‌راحتی توسط ماکروفاژها بلعیده می‌شوند و به صورت پلاک‌های آترواسکلروز درمی‌آیند.

حتی اگر آزمایش تعیین سایز حامل‌ها را انجام ندهید، اگر چربی‌خونتان بالا و HDL تان کم باشد، نشان می‌دهد که احتمالاً حامل‌های LDLتان از نوع ریز هستند.

بااینکه هنوز شبهاتی درمورد اینکه آیا تعداد حامل‌ها مهم‌تر است یا اندازه آنها وجود دارد، اما می‌دانیم که هر دو مهم هستند. به‌خصوص اینکه هرچه حامل‌ها کوچک‌تر باشند و ظرفیت حمل کلسترول‌شان کمتر باشد، به اجبار تعداد حامل‌های کلسترول هم بیشتر خواهند شد.

دکتر پاول یامینت توضیح می‌دهد: «هر چه در حامل‌های LDL مقدار بیشتری چربی باشد، احتمال اینکه رسوب کند و به دیواره‌ها بچسبد و اکسیده شود کمتر

می‌شود. از طرفی داشتن تعداد زیادی از حامل‌های ریز LDL می‌تواند نشانه‌ای از سیستم دفاعی ضعیف بدن‌تان باشد» مقدار small LDL باید کمتر از ۲۰۰ nmol/L باشد. یعنی فقط حداکثر ۲۰ درصد از حامل‌های LDLتان از نوع ریز باشد.

٤- کلسترول غیر HDL

کلسترول غیر HDL برابر است با کلسترول کل منهای کلسترول HDL و نشان‌دهنده مجموع کلسترول LDL و کلسترول VLDL است و تخمین بسیار بهتری به نسبت کلسترول کل یا LDL است. چراکه مجموع کلسترول درون کل حامل‌هایی که احتمال خطرساز شدن دارند را نشان می‌دهد. کم‌کم حتی در ایران، در بسیاری از برگه‌های آزمایش معمولی این عدد به چشم می‌خورد و به‌زودی به‌صورت کامل جایگزین مقدار کلسترول LDL و کلسترول کل خواهد شد. تا ۲ یا ۳ سال آینده احتمالاً روی برگه‌های آزمایش عددی برای کلسترول کل یا LDL نبینید. برای کسانی که نمی‌توانند آزمایش گران‌تر شمارش تعداد ApoB را انجام دهند، این عدد می‌تواند نزدیک‌ترین تخمین باشد.

٥- کلسترول کل تقسیم بر HDL

چرا نسبت کلسترول کل تقسیم بر HDL می‌تواند مهم باشد؟ دکتر «کریس مسترجان» که روی این تئوری مهم کار می‌کند می‌گوید: «این عدد تخمینی است از مدت‌زمانی که حامل‌های LDL در خون می‌مانند. هرچه LDL ها مدت بیشتری در خون باقی بمانند، احتمال اکسیده شدن و خطرساز شدن‌شان بیشتر می‌شود.»

LDLها و HDLها حامل‌هایی هستند که کلسترول رو از کبد و به کبد منتقل می‌کنند. اینکه کلسترول کل‌تان چند باشد مهم نیست، مهم این است که LDL و HDL در توازن باشند. در حالت ایده‌آل بهتر است نسبت کلسترول کل به HDL کمتر از ۳٫۵ باشد. این عدد در ایران هم، در اکثر برگه‌های آزمایش دیده می‌شود.

٦-   لیپوپروتین a یا (a)LP

این هم یکی از فاکتورهای تخمین بیماری عروقی است که احتمالاً نشنیده و

ندیده‌اید. LP-a بسیار شبیه به LDL است. این عامل تا حد زیادی تابع ژن‌هایی است که از والدین به ارث برده‌اید. به این دلیل بسیاری از پزشکان به گمان اینکه نمی‌توان کاری برایش انجام داد، آن را نادیده می‌گیرند. مشکلی که درمورد این فاکتور داریم این است که هنوز روش استاندارد و قطعی برای اندازه‌گیری آن و همچنین حد ایده‌آلی برایش وجود ندارد.

تحقیقات نشان داده‌اند افرادی که LP-a کمتری دارند خطر بیماری عروقی کمتری هم دارند. وقتی می‌شنوید کسی در ۴۰ سالگی سکته کرده و پدرش هم در ۴۵ سالگی سکته کرده و پدربزرگش در ۵۰ سالگی، درواقع داریم در مورد ارث بردن این LP-a صحبت می‌کنیم. علم در یکی دو سال اخیر نشان داده که موضوع این لیپوپروتئین بسیار مهم‌تر از این حرف‌ها است که بخواهیم آن را نادیده بگیریم.

دکتر ویلیام دیویس یکی از برجسته‌ترین محققه‌هایی است که سال‌های سال موضوع تحقیقاتش این لیپوپروتئین بوده است. این بخش را به طور کامل از زبان دکتر دیویس بشنویم: «نکته بسیار جالب و بسیار عجیب در مورد افرادی که Lp-a بالا دارند این است که معمولاً بیش از هشتاد درصدشان ورزشکار مخصوصاً ورزشکارهای استقامتی هستند. آن‌ها طاقت کارهای بدنی سخت و طولانی دارند. آن‌ها افراد بسیار باهوشی هستند و قدرت محاسبه بسیار قوی‌تری نسبت به افراد دیگر جامعه دارند و این کاملاً متمایز است. این افراد استعداد عجیبی در تحمل گرسنگی و تشنگی دارند و به راحتی می‌توانند در شرایط سخت بدون آب و غذا دوام بیاورند. همچنین در برابر بیماری‌های عفونی مقاوم هستند.» حدود ۱۱ درصد از افراد با این استعداد به دنیا می‌آیند. بالا بودن Lp-a برایشان یک هدیه طبیعی هست و بوده است چراکه این استعداد به آنها اجازه می‌داده که بتوانند در سخت‌ترین دورانی که نسل بشر تجربه می‌کرده دوام بیاورند و از بین نروند.

نکته مهم این است که این افراد در برابر کربوهیدرات‌ها بسیار حساس‌تر هستند. این‌ها افرادی هستند که با هیکل ورزشکاری و درصد چربی کمتر از ده درصد و ظاهری بسیار سالم با روزی ۱۰ کیلومتر دویدن، قند بسیار بالا در حد دیابت دارند. کافی است در رژیمشان چربی را کم کنید و مصرف کربوهیدرات را بیشتر کنید تا بسیار سریع‌تر و بدتر از بقیه تمام علائم منفی مانند چربی خون بالا، HDL پایین و

حامل‌های LDL با سایز کوچک و قندخون به شدت بالا در آن‌ها بروز کند.

تاسال‌ها همیشه فرض بر این بود که این افراد بدشانس هستند و محکوم هستند که بیش از دیگران دچار بیماری‌های کشنده شوند و محکوم به داشتن عمر کوتاه هستند. اما امروزه می‌دانیم برای این دسته از افراد پیروی از یک رژیم پرچرب و پرهیز از کربوهیدرات‌ها بسیار ضروری است. سلامت این افراد با یک رژیم پرچربی و کم‌کربوهیدرات حتی بهتر از بقیه هم خواهند بود.

دکتر دیویس می‌گوید: «من در مراجعانم توانسته‌ام با تجویز رژیم پرچرب و غنی از امگا ۳ میزان LP–a را به حد صفر برسانم، گاهی مجبور می‌شوم از مکمل‌های EPA/DHA با دز mg ۶۰۰۰ استفاده کنم و حدود دو تا سه سال طول می‌کشد تا LP–a کم شود. اما در نهایت کم می‌شود.»

Lp–a را می‌توان ضریبی برای خطرناک بودن بقیه پارامترهایی که تاکنون بررسی کردیم دانست. اگر فردی تعداد حامل‌های LDL اش کم و درشت باشد و HDL اش بالا، حتی با LP–a بالا ریسک کمی متوجه‌اش است، اما اگر حامل‌های LDL اش زیاد و ریز شود و HDL اش کم باشد، به نسبت فردی با همان مشخصات ولی با LP–a کم ریسک بیشتری خواهد داشت. هرچه LP–a بیشتری داشته باشید، مجبور هستید بیشتر به یک رژیم پرچربی و کم کربوهیدرات پایبند باشید و البته نتایج مثبت بیشتری هم به نسبت بقیه خواهید دید.

در اینجا هم هیچ دارویی نمی‌تواند به شما کمک کند و فقط یک رژیم درست است که به دادتان خواهد رسید. وقتی با یک رژیم درست و پیوسته LP–a تان کاهش یابد، بقیه پارامترهای خون‌تان به طرز عجیب غریبی بهبود خواهند یافت. HDL تان به ۸۰- ۹۰ - یا گاهی بیش از ۱۱۰ خواهد رسید. چربی خون به کمتر از ۴۰ خواهد رسید، تعداد حامل‌های LDL ریز به تقریباً صفر خواهد رسید. قندخونتان به حدود ۸۰ می‌رسد و HgA1C به ۴-۵ خواهد رسید.

۷- پروتئین Hs-CRP

همانطور که قبلاً کاملاً توضیح داده بودم، پروتئین hs-CRP توسط کبد در

واکنش به التهابات تولید می‌شود و مقیاسی برای سنجش میزان التهاب بدن است. کاهش التهابات مهم‌ترین قسمت در سلامت عروقی‌تان است. حتی بخش عمده‌ای از چاقی به میزان التهابات بدن برمی‌گردد. CRP مهم‌ترین فاکتور در سنجش میزان التهابات بدن است. حتی اگر بقیه فاکتورهای خونی، عالی به نظر برسند، هرچه CRP تان بالاتر باشد، میزان ریسک ابتلا به بیماری عروقی هم بیشتر خواهد شد.

برای اندازه‌گیری این فاکتور نیازی به آزمایش‌های پیشرفته و گران نداریم و در تمام آزمایشگاه‌ها در همان آزمایش خون معمولی قابل اندازه‌گیری است. آنچه در نهایت عامل اصلی ایجاد پلاک‌های آتروسکلروز و در نهایت بیماری عروقی است چیزی نیست جز التهاب. اگر التهاب نداشته باشید، مهم نیست بقیه پارامترها چطور باشد، کلسترولتان کم باشد یا زیاد، در نهایت دچار بیماری عروقی نخواهید شد. مقدار CRP باید بین ۰ تا حداکثر ۳ باشد و هر چه کمتر بهتر. باز هم یکی از روش‌های رسیدن به مقدار ایده‌آل CRP یعنی کمتر از ۱، کم کردن مصرف کربوهیدرات‌های ساده و قندها و مخصوصاً حذف کردن روغن‌های گیاهی از رژیمتان است. کاهش مصرف امگا ۶ و افزایش مصرف امگا ۳ یکی از کلیدی‌ترین نکات برای کاهش التهابات است.

۸- اپو لیپوپروتئین E یا (ApoE)

جنس ApoE ها ارثی است و بر اساس نوع ژن ApoE تعیین می‌شود و یک‌بار بیشتر لازم نیست در زندگی آن را آزمایش کنید. البته آزمایش بسیار گرانی است. ApoE یکی از پروتئین‌هایی است که می‌تواند واکنش افراد به رژیم‌های مختلف را مشخص کند. از دید ژنی سه نوع ApoE داریم ApoE2, ApoE3, ApoE4. هر فردی دو ژن ApoE به ارث می‌برد. شصت درصد از مردم ۳/۳ هستند یعنی دو ژن ApoE3 به ارث برده‌اند. افرادی که ApoE4 به ارث می‌برند خطر ابتلا به بیماری‌ها مخصوصاً بیماری عروقی بیشتری دارند. یک درصد از مردم ۴/۴ هستند و دو ژن ApoE4 به ارث برده‌اند. این دسته افراد مشکلات زیادی در بیماری قلبی یا بالابودن شدید لیپوپروتئین‌ها مواجه هستند.

افرادی که دارای یک ApoE4 هستند، نسبت به خوردن چربی بسیار

حساس‌تر و آسیب پذیرتر هستند. با خوردن چربی خیلی زیاد، فاکتورهای ریسک و لیپوپروتئین‌هایشان به هم می‌ریزد. دکتر دیویس توضیح می‌دهد: «اما این دلیل نمی‌شود که این افراد باید از رژیم کم‌چربی استفاده کنند. فقط به این معنی است که نباید مقدار خوردن چربی و چربی‌های اشباع‌شده را بیش از حد بالا ببرند، این افراد سقفی برای میزان مصرف چربی دارند که باید با «آزمون و خطا» آن مرز را پیدا کنند. آن‌ها نباید برای دراز مدت از یک سبک زندگی کتوژنیک که شامل بیش از ۷۰ درصد چربی است استفاده کنند و مرز حدود ۵۰ تا ۶۰ درصد برای مصرف چربی دارند. این افراد می‌توانند مدت زمان‌های طولانی گرسنگی را به خوبی تحمل کنند. بنابراین برای سبک زندگیشان یک رژیم نسبتاً پرچرب ولی نه خیلی پرچرب را باید در نظر گرفت و در عوض تعداد وعده‌ها را کاهش داد و از روزهای گهگاه استفاده کرد. همچنان می‌توانند به جای استفاده بیشتر از روغن‌های حیوانی، از روغن‌های اشباع‌نشده تک پیوندی مانند روغن زیتون و آواکادو بیشتر استفاده کنند.

افرادی که دارای ApoE2 هستند به نسبت بقیه بسیار بیشتر به کربوهیدرات‌ها حساس هستند و مقدار کمی کربوهیدرات می‌تواند لیپوپروتئین‌هایشان را به شدت افزایش دهد چون کبد این افراد ۹۹ درصد کمتر از معمول توانایی جمع‌کردن لیپوپروتئین‌ها از خون را دارا است. افرادی که دو ژن ApoE2 به ارث برده‌اند، با یک رژیم کربوهیدرات‌دار به چربی‌خون بسیار بسیار بالا و HDL کم و LDL های از نوع ریز دچار می‌شوند. این افراد نه تنها در معرض بیماری عروقی هستند، بلکه بیش از سایرین ریسک ابتلا به دیابت را دارند. این افراد باید بیش از بقیه به یک رژیم پرچرب و کم‌کربوهیدرات پایبند بمانند و بهتر است با سبک زندگی کتوژنیک زندگی کنند.

با دانستن نوع ApoE می‌توان اطلاعات باارزشی کسب کرد، اما در زمینه تأثیر ترکیبی ژن‌ها و تغذیه، علم کاملاً درحال رشد و جدید است. برخی از بهترین محققان دنیا مانند دکتر دیویس که زمینه تحقیقاتش مربوط به ApoE ها است معتقدند که این نوع ژن‌ها هستند که باعث می‌شوند واکنش افراد به رژیم‌های متفاوت فرق کند و بسیار مهم هستند. اما برخی دیگر از بهترین‌های دنیا مانند دکتر کراوس معتقد است که: «اطلاعات ما در این زمینه بسیار اندک است و خیلی زود است که بر اساس این فاکتورها بخواهیم تغییری در تغذیه و روش‌های درمانی ایجاد کنیم.»

۹- آزمایش دوساعته‌ی قند خون

در آخر یکم از بحث چربی و کلسترول خارج می‌شوم تا به یک عامل بسیار مهم‌تر از این حرف‌ها بپردازم یعنی قندخون. به جای اینکه کلسترول و چربی‌خون را بسنجید، قندخون‌تان را اندازه‌گیری کنید.

قندخون ناشتا مهم است ولی الگوی بالا و پایین شدن قند خون در دو ساعت اول بعد از خوردن یک وعده بسیار مهم‌تر از قند ناشتا است. در این آزمایش شما قندخون‌تان را در زمان ناشتا و همچنین نیم‌ساعت پس از خوردن یک محلول قندی (۷۵ گرم گلوکز)، یک ساعت بعد، یک‌ونیم و دو ساعت بعد از خوردن آن محلول می‌سنجید. گاهی برای برخی افراد لازم است این آزمایش تا پنج ساعت ادامه پیدا کند. به‌عنوان مثال شاید قند ناشتای شما ۸۵ باشد و قندتان دو ساعت بعد از خوردن ۱۰۰، اما اگر قند خون‌تان بعد از یک ساعت به ۱۵۰ رسیده باشد، احتمال ابتلا به خانواده بیماری‌های «سندرم متابولیک» در هشت سال آینده سیزده برابر است.

این مهم‌ترین آزمایشی است که می‌توانید انجام دهید و قادر است مشکلات بسیار عمیقی را حتی در افرادی که فکر می‌کنند کاملاً سالم هستند را کشف کند. دکتر «جوزف کرفت» در کتاب «اپیدمی دیابت» می‌گوید: با آزمایش الگوی بالا و پایین شدن قندخون‌تان در دو ساعت به راحتی می‌توان دیابت و بیماری‌های «سندرم متابولیک» را ۲۰ تا ۲۵ سال قبل از نمایان شدنش، تشخیص و درمان کرد.

هر چه سطح انسولینی که در واکنش به قندخون ترشح می‌شود بیشتر باشد، مقدار LDL و مخصوصاً LDL های ریز و خطرساز و همچنین التهابات دیواره عروقی بیشتر می‌شود. بالا و پایین شدن شدید قندخون و انسولین به مرور باعث فعال شدن ژن‌های تسریع کننده‌ی ایجاد سرطان و بیماری‌های خودایمنی می‌شود.

یکی از اولین سوالاتم در مشاوره‌ها این است که آیا علائمی مانند، خستگی دائمی یا افت قند، ضعف و عصبی شدن هنگام گرسنگی دارید؟ آیا به محض گرسنه شدن نیاز دارید که خیلی فوری چیزی بخورید و معمولاً هوس چیزهای شیرین می‌کنید؟ این احساس نیاز فوری به غذا، نشانه‌ی واقعاً بدی است. در بدن سالم گرسنگی یکباره اتفاق نمی‌افتد و در طی چند ساعت به تدریج اتفاق می‌افتد. اگر به‌یکباره احساس می‌کنید انرژی‌تان تخلیه شده و گرسنه شده‌اید و باید

فوراً چیزی بخورید و اکثر اوقات چیزهای شیرین هوس می‌کنید، این یعنی بدن‌تان در استفاده از ذخایر انرژی بیمار است و نمی‌تواند از ذخایر غیر قندی به درستی استفاده کند. در این حالت بدن‌تان برای آزادسازی قند بیشتر از کبد، سراغ ترشح آدرنالین و دیگرهورمون‌ها می‌رود. این هورمون‌ها مقدار آزادسازی قند در کبد را افزایش می‌دهند و همان احساس «هوس به قند» را ایجاد می‌کنند. علائم افت قند (هایپوگلایسمی خفیف) مانند، لرزش، ضعف، عصبی شدن، سیاهی رفتن چشم، در بین وعده‌های غذایی یک هشدار بسیار بسیار جدی برای سلامت‌تان است. فردی که این‌حالت‌ها را تجربه می‌کند بدون هیچ تردید در چند تا از شش فاکتور خیلی مهم «چربی خون» «کلسترول خوب HDL»، «قند خون» «A1C» (تخمین قند خون متوسط در سه ماه اخیر)» «گلبول‌های سفید» «گلبول‌های قرمز» نیز دچار اختلال جدی است. راه درمان این بیماری موضوع جلد سوم این سری کتاب‌ها خواهد بود.

توصیه می‌کنم یک دستگاه اندازه‌گیری قندخون خریداری کنید. به راحتی خودتان می‌توانید بفهمید که خوردن مثلاً یک پیتزا و یا کیک چگونه بر قندخوتان اثر می‌گذارد و تشخیص بدهید کدام برای شخص شما بدتر است.

محصولات دیگر مدرسه فیتنس:

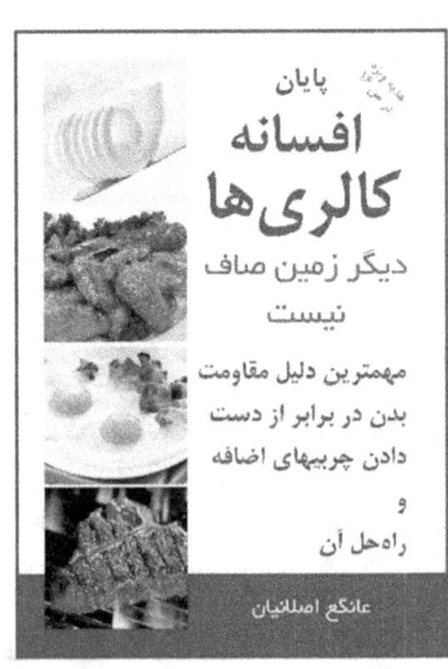

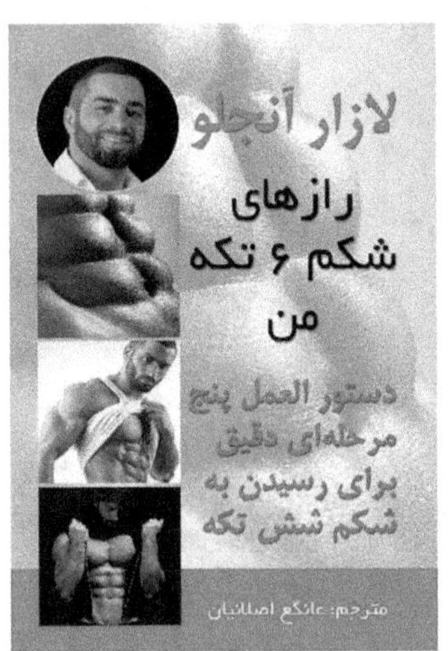

Cholesterol, fat and salt
myths dispelled
-
Payane Afsane
Cholesterol,Charbi va Na-

by

Angeh Aslanian